MSM

Dr. Jörg Conradi

MSM

Der Wunderschwefel gegen Allergien, Arthritis, Arthrose und chronischen Schmerz

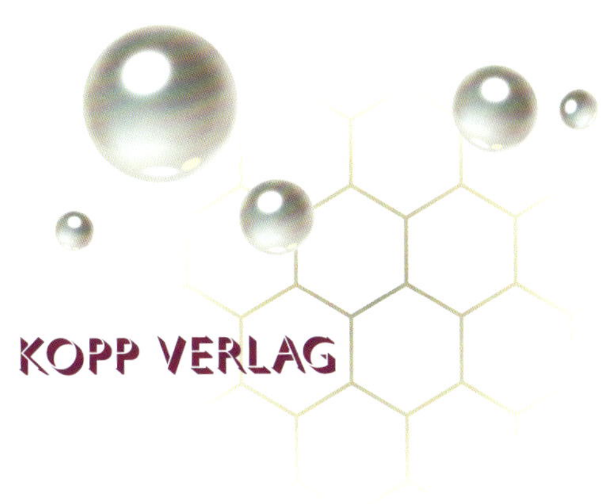

KOPP VERLAG

1. Auflage März 2018
2. Auflage Februar 2020
3. Auflage Januar 2022
4. Auflage Mai 2025

Umschlaggestaltung: Stefanie Huber
Satz und Layout: opus verum, München

ISBN: 978-3-86445-560-5

Gerne senden wir Ihnen unser Verlagsverzeichnis
Kopp Verlag
Bertha-Benz-Str. 10
D-72108 Rottenburg
E-Mail: info@kopp-verlag.de
Tel.: (0 74 72) 98 06-10
Fax: (0 74 72) 98 06-11

Unser Buchprogramm finden Sie auch im Internet unter:
www.kopp-verlag.de

Bildnachweis

Fotolia: artstudio_pro (8), denisismagilov (12), Fel1ks (16), mahey (28), faber121 (30), monamakela (32), totojang1977 (34), Dan Race (36), Zdenek (41), 5second (42), JiSign (47), yodiyim (49), magicpitzy (50), Tanja (55), EXQuisine (56, 59), pixelkorn (57), Tim (60); Wikimedia: DMSO-Formel (22), Salzew (23)

Endlich schmerzfrei

auf die sanfte Art

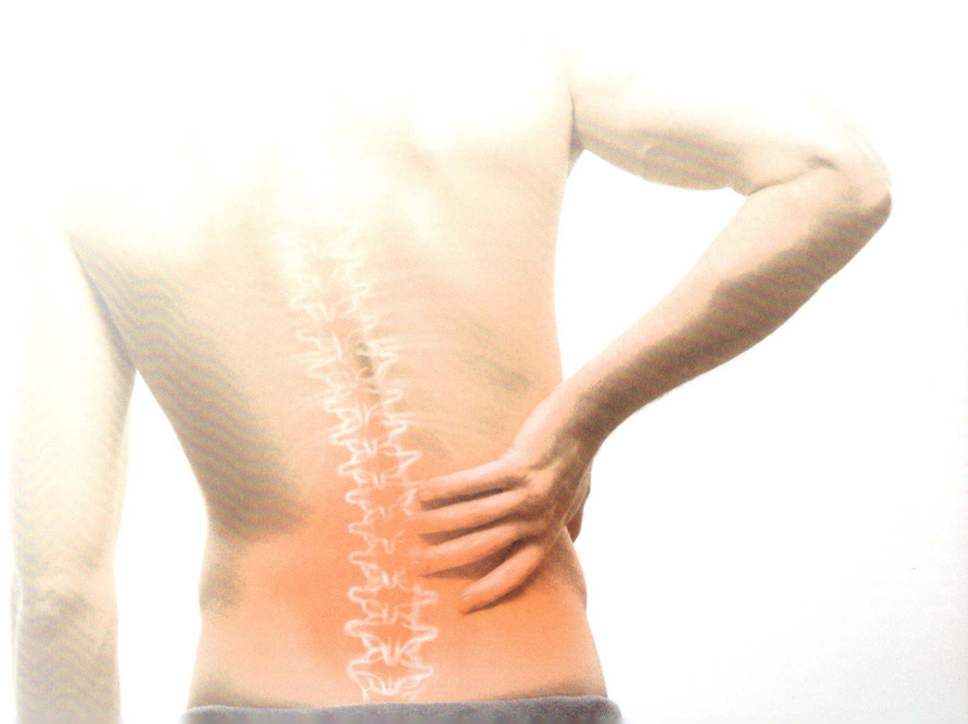

Kein Wunder, aber wunderbar

Kaum etwas wirkt auf den Menschen bedrohlicher als der Schmerz, nichts lässt ihn häufiger zu Pillen, Tabletten, Salben und Spritzen greifen. Schmerzpatienten konsumieren tonnenweise Medikamente, mit über 6 Millionen Packungen stehen Schmerzmittel unangefochten an der Spitze der ärztlichen Verschreibungen. Hinzu kommen all die rezeptfreien Schmerzstiller, wie etwa Ibuprofen, Paracetamol und ASS, für die in Deutschland etwa 400 Millionen Euro jährlich ausgegeben werden. Denn jedem von uns tut gelegentlich etwas weh, und es ist eine weithin bekannte Tatsache, dass auch bei kleineren Wehwehchen, wie dem Kater nach durchzechter Nacht oder dem Kopfdrücken beim Wetterumschwung, gerne auf die »handfeste« Soforthilfe aus dem Arzneischrank zurückgegriffen wird.

Der Erfolg bleibt jedoch häufig aus. Meistens stellen sich keine oder nur vorübergehende Besserungen ein, oder aber die Dosierung des Arzneimittels muss von einem Schmerzschub zum nächsten immer weiter erhöht werden. Außerdem bringt der regelmäßige Schmerzmittelkonsum negative Nebenwirkungen mit sich. So führt der Gebrauch von Kopfschmerzmitteln längerfristig dazu, dass die Schmerzen chronisch werden und nur noch wenig oder gar nicht auf Therapieversuche reagieren. Einige Medikamente bergen ein erhebliches Suchtrisiko, rund 800 000 Bundesbürger sind so stark von Schmerzmitteln abhängig, dass nur noch ein Entzug helfen kann.

Cortisonhaltige Präparate hingegen beeinträchtigen Wasserhaushalt, Knochenstoffwechsel und Immunsystem, während nichtsteroidale Antirheumatika wie etwa Diclofenac, Ibuprofen und ASS die Magen- und Darmwände attackieren.

Gründe genug also, sich nach Alternativen in der Schmerzbehandlung umzusehen. Leider wird dieser Markt mittlerweile von derart vielen Anbietern überflutet, dass es dem Schmerzpatienten schwerfällt, den Überblick zu bewahren und die für ihn richtige Auswahl zu treffen. Einiges davon ist wissenschaftlich abgesichert, andere Verfahren sind wohl wissenschaftlich nicht abgeklärt, aufgrund von therapeutischen Erfahrungen aber dennoch erfolgversprechend. Bedenklich wird es jedoch, wenn sich ein Rheumapatient im afrikanischen Wüstensand einbuddeln lässt und dafür auch noch viel Geld bezahlt. Denn das Einzige, was hier medizinisch nachvollziehbar helfen kann, ist der Wärmeeffekt – und den kann er hierzulande auch für weniger Geld bekommen.

Und damit ist auch schon das Anliegen dieses Buches auf den Punkt gebracht: nämlich den Patienten nicht in die unendliche Wüste der alternativen Heilmethoden zu schicken, sondern ihm einen Überblick über ein besonderes Mittel zu geben, mit dem er jenseits von Rezeptblock und handelsüblichen Medikamenten sein Schmerzproblem in den Griff bekommen kann. Sein Name: Methyl-Sulfonyl-Methan. Oder abgekürzt: MSM. Seine Vorteile: Es ist preiswert, leicht in der Anwendung und seine Effekte sind nicht nur durch Erfahrungsberichte, sondern auch durch wissenschaftliche Studien belegt. Und Nebenwirkungen? Die negativen gibt es ausgesprochen selten. Die positiven hingegen – wie etwa lindernde Effekte auf Akne, Allergien, Gastritis und chronische Müdigkeit – umso häufiger. Wenn in diesem Buch Ärzte, Patienten, Physiotherapeuten und Wissenschaftler zu Wort kommen, denkt man nicht selten: »Nein, dagegen auch noch – das kann doch gar nicht sein!«

Aber wir wollen an dieser Stelle festhalten, dass MSM kein Wundermittel ist und in diesem Buch auch nicht als solches gepriesen wird. Es ist eigentlich nichts weiter als eine physiologisch wirksame, aber letzten Endes simple Schwefelverbindung. So simpel, dass sie gerade deswegen von unserem Körper so extrem gut verwertet wird. Das ist eigentlich alles! Dahinter steckt kein Wunder, sondern ein schlichtes Naturphänomen. Aber oft sind es ja gerade die einfachen Dinge, die Wunderbares zuwege bringen.

Rezeptfreie Umsatzbringer

Eine »Ibu«, wenn es im Hals kratzt; und eine »Diclo«, wenn der Rücken schmerzt. Schmerzmittel wie Ibuprofen, ASS, Paracetamol und Diclofenac gehören hierzulande in die Hausapotheke wie die Butter in den Kühlschrank. Sie bescheren den deutschen Apotheken jährlich Umsätze von etwa 500 Millionen Euro – und nicht einmal 20 Prozent davon sind ärztlich verordnet. Laut Angaben der Schmerzklinik

Kiel werden hierzulande gegen den Brummschädel jährlich mehr als 2,5 Milliarden Schmerzmitteleinheiten geschluckt. Das entspricht fast dem Jahreskonsum an Bananen.

Nicht, dass sich der Schmerz durch diese Massenmedikation nachhaltig beeindrucken ließe. Er plagt uns sogar mehr denn je. Laut aktuellen Erhebungen des Robert-Koch-Instituts berichten 29 Prozent der Frauen und 24 Prozent der Männer hierzulande von akuten Schmerzen an den Gelenken. Fast jeder fünfte Erwachsene leidet unter Arthrose. Bei den Frauen über 65 ist es sogar jede zweite, und in dieser Altersgruppe findet man auch bei jeder vierten die Osteoporose (Knochenschwund). Früher waren die Zahlen nicht annähernd so hoch, da knirschte es – obwohl körperlich härter gearbeitet wurde – deutlich weniger im menschlichen Skelett.

So werden derzeit allein in den Krankenhäusern von Nordrhein-Westfalen pro Jahr über 14000 Patienten mit Osteoporose be-

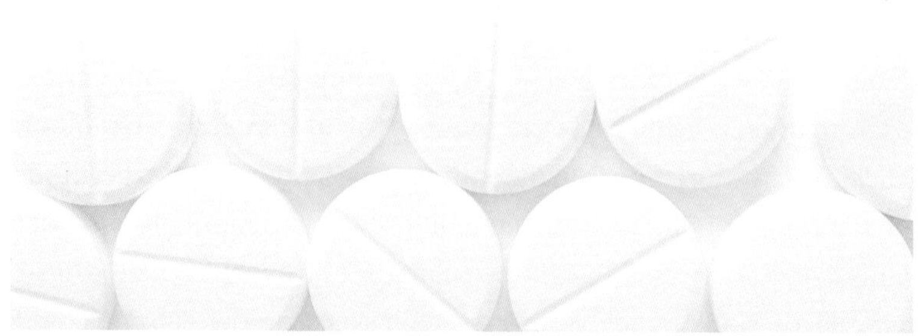

handelt. Das sind ungefähr 22 Prozent mehr als ein Jahrzehnt zuvor. An der *Harvard University* in Cambridge hat man Hunderte menschlicher Skelette aus der Gegenwart mit denen aus prähistorischen Zeiten und der frühindustriellen Ära des 19. Jahrhunderts verglichen. Die US-Forscher fanden in 16 Prozent der jüngeren Stichproben eine Kniearthrose, doch bei den prähistorischen und frühhistorischen Knochen lag die Quote nur bei 8 bzw. 6 Prozent. »Das zeigt, wie stark diese Erkrankung in den letzten Jahrzehnten zugenommen hat«, betont Studienleiter Ian Wallace.

Und die bereits geschilderte Massenmedikation mit Schmerzmitteln hat an diesen dramatischen Entwicklungen nichts ausrichten können. Sie hat vielmehr ihrerseits eigene Probleme kreiert. Denn die konventionellen Schmerzmittel haben eine so breite Palette von Nebenwirkungen, dass man sie getrost als eine der größten Gesundheitsrisiken der Menschheit bezeichnen kann.

Warum ASS, »Diclo« und Co. so gefährlich sind

So schwächen steroidale Schmerzmittel (Glucocorticoide, oft einfach nur »Cortison« genannt) die Knochen, das Hautgewebe und das Immunsystem, wodurch die Infektanfälligkeit deutlich ansteigt. Appetit und Blutzuckerspiegel gehen nach oben, typisch sind auch vermehrte Wasseransammlungen im Gewebe, die in Bluthochdruck und dem typischen »Vollmondgesicht« von Cortisonpatienten münden. Das wiederum quält die Psyche. Wobei Cortisonpatienten nicht nur depressive, sondern auch manische Zustände entwickeln können. Der Grund: Als Hormone haben Glucocorticoide Einfluss auf das Gehirn.

Die Wirkung von ASS, Diclofenac, Ibuprofen und anderen nichtsteroidalen Antirheumatika (NSA) besteht hingegen darin, dass sie ein Enzym namens Cyclooxygenase hemmen, was zwar einerseits Entzündungsprozessen den Wind aus den Segeln nimmt, andererseits aber auch für den Schutz der Magen- und Darmschleimhäute gebraucht wird. Etwa jeder fünfte NSA-Patient bekommt ein Geschwür (Ulcus) im Verdauungstrakt. Die Arzneimittelkommission der deutschen Ärzteschaft warnt, dass bei über 65-Jährigen 20 bis 30 Prozent aller Krankenhausaufnahmen und Todesfälle durch Magen- und Darmgeschwüre auf NSA zurückgeführt werden könnten.

Ein weiterer Effekt der NSA: Sie regen die Thrombozyten dazu an, sich zu verklumpen und Gefäßverschlüsse zu provozieren. Dass es sich dabei keineswegs um ein zu vernachlässigendes Bagatellrisiko handelt, zeigt eine Erhebung an knapp 29 000 dänischen Patienten mit Herzstillstand. Demnach steigt die Wahrscheinlichkeit für diesen kardiologischen Super-GAU um 22 Prozent, wenn in den 30 Tagen zuvor Ibuprofen eingenommen worden ist; und bei Diclofenac liegt die Steigerung sogar bei 50 Prozent. »Diese Quoten«, resümiert Studienleiter Gunnar Gislason vom Universitätshospital in Gentofte, »sollten uns daran erinnern, dass NSA nicht harmlos sind«.

Selbst das nicht zu den NSA gehörende, weithin bei Kindern eingesetzte Paracetamol ist keineswegs harmlos. So ermittelte man an der *Ohio State University*, dass schon die übliche Ein-Gramm-Dosis Paracetamol unempathisch macht, also unser Mitgefühl für andere Menschen dämpft. Demnach machen uns die Bilder von abgemagerten oder verstümmelten Kindern deutlich weniger aus, wenn wir vorher das Schmerzmittel genommen haben.

Ganz zu schweigen davon, dass Paracetamol schon länger unter Allergieverdacht steht. So ist es im Osten Deutschlands erst seit 1989 verfügbar, und seitdem hat es dort eine deutliche Zunahme von Asthma und anderen allergischen Erkrankungen gegeben. Mittlerweile haben sich die dortigen Zahlen fast an das West-Niveau angeglichen. Zudem hat sich ein deutlicher Zusammenhang zwischen der Einnahme von Paracetamol in der Spätschwangerschaft und späteren Allergien beim Kleinkind herausgeschält. Und das alles, wo doch Paracetamol unter den Schmerzhemmern als eher wirkungsschwach gilt. Das klingt nicht gerade nach einer harmlosen Alternative zu Glucocorticoiden und NSA und ist auch keine Empfehlung für eine bedenkenlose Verwendung.

Es lohnt sich also, weiterhin nach wirkungsstarken, aber risikoärmeren Alternativen in der Schmerztherapie zu suchen. Eine von ihnen hat sich in den letzten Jahren – obwohl es sie eigentlich schon recht lange gibt – besonders nach vorne gespielt: Methyl-Sulfonyl-Methan, kurz MSM.

Therapien mit Schwefel

Eine spannende Geschichte

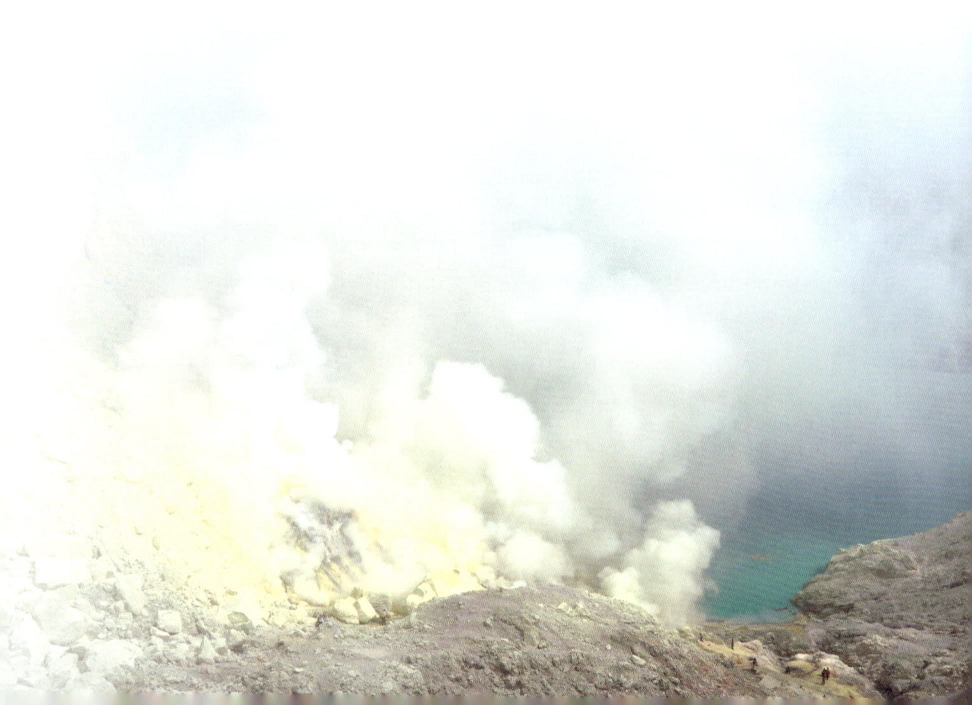

Heilmittel mit langer Tradition

Die chemische Formel von MSM lautet $(CH_3)_2SO_2$. Es handelt sich um ein Molekül, in dessen Zentrum ein Schwefelatom steht, an dem zwei Methyl(CH_3)-Gruppen sowie zwei Sauerstoffeinheiten angedockt sind. Und das S-Element steht nicht nur im räumlichen, sondern auch im effektiven Zentrum von MSM. Man kann also auch sagen: Bei dieser Verbindung geht es prinzipiell darum, Schwefel in unseren Körper einzuschleusen; sie ist ein besonders effektives Transportvehikel für dieses Element. Was gleichsam bedeutet, dass die Geschichte von MSM als Heilmittel eigentlich schon in dem Augenblick ihren Anfang nahm, als man Schwefel für therapeutische Zwecke einzusetzen begann. Und das ist schon sehr lange her.

Die Wurzeln der Schwefeltherapie

Schon in der Antike wurde Schwefel zu Heilzwecken eingesetzt. Im 1. Jahrhundert nach Christus empfiehlt Plinius d. Ältere das Trinken von schwefelhaltigem Wasser gegen Ohnmachtsanfälle. Schwindsüchtigen, also Tuberkulosepatienten, wird der Aufenthalt in den Schwefeldämpfen von Vulkanen wie Ätna oder Vesuv verordnet, während deren Salze als »Sulphur vivum« äußerlich gegen Hauterkrankungen zum Einsatz kommen, wie etwa gegen Schuppenflechte und »Aussätze aller Art«. Dioskurides, ein Zeitgenosse von Plinius, berichtet in seiner *Materia Medica* über zahlreiche Indikationen von Schwefel,

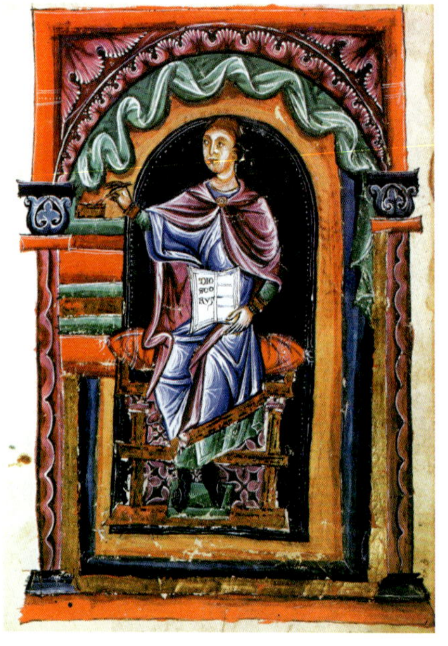

Autorenbild des griechischen Arztes Pedanios Dioskurides aus der mittelalterlichen Handschrift Medicina antiqua (Österreichische Nationalbibliothek: Codex Vindobonensis 93, fol. 133 recto).

der dabei nicht nur mit Heilpflanzen, sondern auch mit tierischen Produkten kombiniert wird. So wird der Verzehr einer Schwefel-Eier-Kombination gegen Husten und innere Geschwüre beschrieben, und eine Gesichtsmaske aus Blei und Schwefel – verschmolzen zu einer graubraunen Masse – soll Akne-Pickel, Furunkel und andere Hautausschläge zum Verschwinden bringen.

Etwa zur Mitte des 2. Jahrhunderts kommt dann die große Zeit der schwefelhaltigen Mineralbäder. Ihre Hauptindikationen: Rheuma und Koliken. Außerdem sollen sie helfen, überschüssige Säfte aus Leber und Milz herauszuziehen. Ihre Beliebtheit kannte keine Grenzen. Musiker wie Mozart, Beethoven und Caruso, aber auch Politiker wie Napoleon Bonaparte sollten zu ihren Anhängern werden. Darüberhinaus werden sie als Heilverfahren gegen Hauterkrankungen sowie Muskel- und Gelenkschmerzen bis heute geschätzt.

Im 6. Jahrhundert rät der byzantinische Arzt Alexander von Tralleis zu schwefelhaltigen Salben bei Haarausfall, Krätze, Wassersucht, Husten und »chronisch verhärteter Angina« (chronische Mandelentzündung). Wobei er dem Schwefel nicht nur eine Wirkung als Gewebe aufweichendes »Emolliens«, sondern auch als Beruhigungsmittel bescheinigt. Weswegen er ihn auch gleich als Therapie gegen Schlaflosigkeit und – man höre und staune – Schwatzhaftigkeit empfiehlt.

Zur gleichen Zeit wie Alexander schreibt auch Aetius von Amida, ein Leibarzt des römischen Kaisers Justinian, über den Schwefel. Er empfiehlt ihn als Abkochung mit Wacholder und Alaun gegen Hautgeschwüre – und als Stärkungsmittel, weil das Mineral den Stoffwechsel zurückschraubt. Die Schwefelthermen würden seiner Auffassung nach »feuchten und kalten Körpern« Hilfe leisten und dadurch bei Knochen- und Gelenkerkrankungen hilfreich sein.

Die berühmte mittelalterliche Heilerin Hildegard von Bingen beschreibt in ihrer *Causae et Curae* ein Lepramittel, das aus Schwefel, Vogelfett, Klette und Schwalbenmist zusammengemischt ist. Paracelsus hingegen empfiehlt den »Sulphur« bei Lungenkrankheiten und

Nervosität. Und: »Er sedirt on schaden alle dolores.« Für den Schweizer Arzt steht also fest, dass Schwefel ohne Nebenwirkungen alle Arten des Schmerzes lindern könne.

Interessant sind aber die volksmedizinischen Anwendungen. Darunter das Tiroler Steinöl, das aus bitumenreichem Ölschiefer gewonnen wird und einen Schwefelgehalt von über 10 Prozent aufweist.

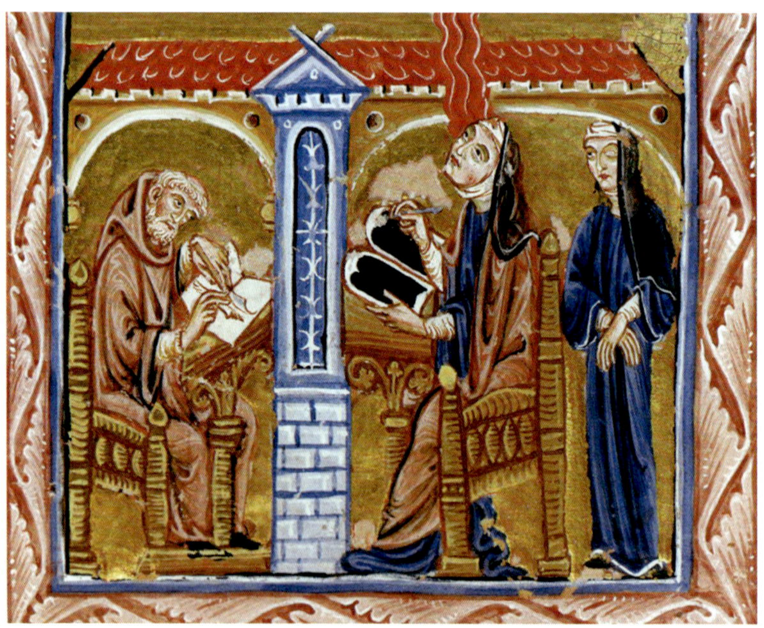

Hildegard von Bingen. Miniatur aus dem Rupertsberger Codex des Liber Scivias

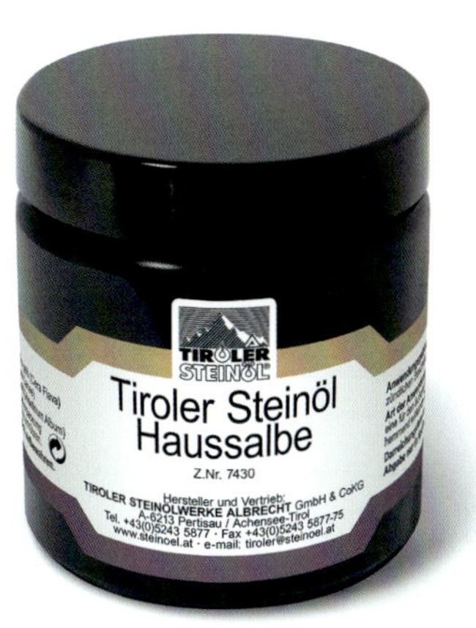

Haussalbe mit Tiroler Steinöl

Der Sage nach soll es aus den Bergen rund um das österreichische Seefeld stammen, die durch das Blut des Riesen Thyrsus getränkt wurden, nachdem dieser im Schlaf überfallen worden war. Daher wird das Steinöl auch oft »Thyrsenblut« genannt. Es findet als Hausmittel seit über 500 Jahren Verwendung zur Linderung von Arthrose, Blutergüssen, Hautausschlägen, Wundschorf und Furunkeln; und zwar bei Mensch und Tier. Aus dem Blut des Riesen wurde später die »Zugsalbe« entwickelt. Ihr Hauptwirkstoff ist die Schwefelverbindung Ammoniumbituminosulfonat, die zugelassen ist für die Behandlung von Akne, Hautausschlägen und Furunkeln.

Betrachtet man die Geschichte der Schwefeltherapie näher, so fällt auf, dass es dabei vor allem um die Behandlung von Entzündungen und Schmerzen geht. Unabhängig davon, ob die Anwendung innerlich oder äußerlich erfolgt. Immer wieder tauchen Atemwegs- und Gelenkerkrankungen als Indikation auf, und immer wieder ist vom Schwefel als Beruhigungsmittel die Rede. MSM verfolgt ebenfalls diese therapeutische Stoßrichtung – und ist dabei noch besonders effektiv.

DMSO: durchdringend

Als Alexander Michailowitsch Saizew im Jahre 1860 an die Universität Kasan kam, war es eigentlich beschlossene Sache, dass er das Teegeschäft seines Vaters übernehmen sollte. Dazu musste er jedoch Wirtschaft studieren, und dabei kam er in Kontakt mit der Chemie. Sie wurde zur großen Leidenschaft des jungen Studenten, und sein Forschungsschwerpunkt wurde – der Schwefel. Diese Substanz faszinierte ihn, weil sie ihm ein essenzieller Teil des Lebens zu sein schien. 1862 erhielt Saizew sein Diplom, doch weder in Russland noch im Teegeschäft hielt ihn noch etwas. Er ging nach Leipzig, um dort unter bekannten Forschern wie Hermann Kolbe und Charles Adolphe Wurtz zu arbeiten. 1866 promovierte er zum Doktor der Naturwissenschaften mit einer Dissertationsschrift über Sulfoxide – und in diesem Zusammenhang entdeckte Saizew eine Substanz namens Dimethylsulfoxid (DMSO). Die chemische Formel $(CH_3)_2SO$ weist bereits seine enge Verwandtschaft zu MSM aus.

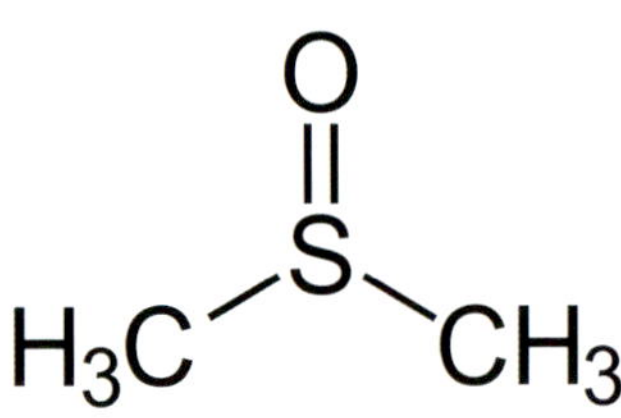

Der junge Forscher ahnte jedoch noch nichts von der Bedeutung seiner Entdeckung. DMSO musste noch bis zu den 1950er-Jahren warten, bis der US-Chemiker Robert Herschler im Labor herausfand, dass es sich bei dieser Verbindung um etwas handelt, für das

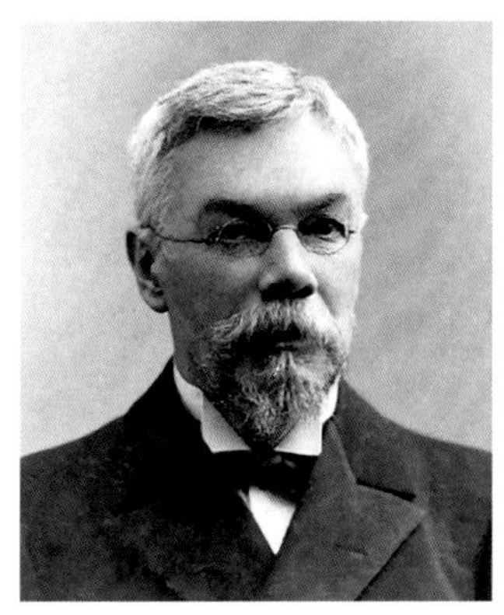
Alexander Michailowitsch Saizew

es quasi keine biologischen Barrieren gibt. Sie kann praktisch alle Hürden überwinden und in alle Gewebearten vordringen, und zwar nicht nur, weil sie eine extrem winzige Partikelstruktur aufweist, sondern auch, weil sie selbst abweisende Zellwände davon »überzeugen« kann, sich für den Durchlass chemischer Substanzen zu öffnen. Auf diese Weise kann sie als chemisches Taxi nicht nur sich selbst, sondern auch Substanzen in eine Zelle transportieren, die sonst keine Chance hätten, dort eingelassen zu werden. Oder anders ausgedrückt: DMSO besitzt die Safe-Kombination, um in die Zell-Tresore aller möglichen Gewebearten einbrechen zu können – nur dass die eben nicht leergeräumt, sondern mit wichtigen Stoffen versorgt werden.

Für Herschler war damit klar, dass diese Substanz zum medizinischen Wirkstoff-Booster taugen würde. Denn die Pharmazie steht immer wieder vor dem Problem, dass sie zwar über schlagkräftige Heilstoffe verfügt, diese jedoch vom Körper nicht optimal verwertet werden, sodass ihre Wirkung nicht voll zur Entfaltung kommt. Man stelle sich am besten hundert Moleküle eines Arzneimittels vor, von denen nur fünf in das Gewebe gelangen, wo sie eigentlich benötigt werden. Mit einer Taxi- und Tresorknacker-Substanz wie DMSO lässt sich diese Quote auf zehn oder sogar zwanzig steigern. Was im Endeffekt auf eine größere Effizienz hinausläuft, sodass man das Arzneimittel sparsamer einsetzen kann und dadurch weniger Nebenwirkungen riskiert.

In Zusammenarbeit mit Stanley Jacob, einem Mediziner der *Oregon Health & Science University* in Portland, entdeckte Herschler aber auch, dass DMSO nicht nur die Heilwirkungen anderer Substanzen verstärkt, sondern selbst ein therapeutisches Potenzial besitzt. So konnten die beiden Wissenschaftler nachweisen, dass es Entzündungen und Schmerzen lindert. Trägt man DMSO beispielsweise auf eine Brandwunde oder einen geschwollenen Knöchel auf, kann man binnen einer Stunde einen deutlichen Rückgang der Rötung und Schwellung beobachten. Außerdem wirkt es entwässernd, was man gerade im Zusammenhang mit der Therapie von Bluthochdruck nicht hoch genug einschätzen kann.

Dennoch konnte sich DMSO als Heilmittel nicht so durchsetzen, wie es sich Jacob und Herschler erhofft hatten, obwohl zu dem Mittel mehrere Tausend Studien vorgelegt wurden, die nicht nur seine Wirksamkeit, sondern auch seine verschwindend geringen Risiken (gelegentlich kommt es zu allergischen Reaktionen) bestätigten. Es gibt jedoch eine Nebenwirkung, die zwar medizinisch bedeutungslos, für den Alltagsgebrauch hingegen ein großes Problem darstellt. Das Mittel hat einen unangenehmen Geruch. Es verbreitet sowohl auf der Zunge als auch auf der Haut ein Aroma, das an Austern mit ganz viel Knoblauch erinnert. Und zwar unabhängig davon, ob DMSO geschluckt, gespritzt, inhaliert oder auf der Haut verrieben wird. Für die Daueranwendung - beispielsweise bei rheumatischen Erkrankungen – kann das ziemlich unangenehm sein. Nicht nur, weil der Anwender selbst den eigentümlichen Geschmack auf der Zunge trägt; sondern auch, weil er dadurch einen Geruch verbreitet, der in seiner Umgebung für Naserümpfen sorgt.

MSM: Nur ein Atom mehr macht den Unterschied

Also machte sich Herschler daran, die Metaboliten von DMSO zu suchen. Denn jede organische Verbindung wird von unserem Körper zerlegt, wenn wir sie zu uns nehmen; und dabei entstehen Stoffwechselzwischenprodukte, eben die Metaboliten, die möglicherweise ähnlich wirksam sind wie das Ursprungsprodukt, aus dem sie stammen.

Herschler entdeckte, dass DMSO auf seinem Weg durch den Körper teilweise zu DMS (Dimethylsulfid) umgewandelt wird. Dieser Stoff wird freigesetzt, wenn wir Knoblauch, Fisch, Muscheln oder Austern verzehren – daher auch das Aroma, das beim Verstoffwechseln von DMSO entsteht. Ein noch größerer Teil, nämlich 15 Prozent, wird jedoch zu MSM umgewandelt, das sich in seiner chemischen Formel DMSO2 lediglich in einem zusätzlichen Sauerstoffatom von

DMSO unterscheidet (was deutlich macht, dass beim Verstoffwechseln nicht unbedingt etwas weggenommen wird, sondern sogar etwas hinzukommen kann). Herschler kam zu dem Schluss, dass man diesen Metaboliten näher untersuchen müsste. Denn bei seiner Verstoffwechslung konnte – weil dieser chemische Zwischenschritt ja schon vollzogen war – kein Knoblaucharoma mehr entstehen; und andererseits unterschied er sich nur geringfügig vom hochgradig effizienten DMSO. Also müsste es doch mit dem Teufel zugehen, wenn man es nicht als wirksames Heilmittel einsetzen könnte.

Jetzt war es an Herschlers Forscherkollegen, dem Mediziner Stanley Jacob, die konkreten Wirkungen von MSM am Menschen zu untersuchen. Als Erstes stellte er fest, dass es noch länger im Körper verbleibt als DMSO. Als Zweites konstatierte er, dass die MSM-Moleküle zwar nicht ganz so winzig sind wie die von DMSO, aber fast. »Man kann festhalten, dass beide zu den Federgewichten der organischen Chemie gehören«, so Jacob. Und als Drittes stellte der Mediziner fest, dass MSM keine medizinisch wirksamen Substanzen transportieren kann. Was einerseits enttäuschend ist, weil es dadurch als Arzneimittel-Booster ausfällt. Aber andererseits bedeutet, dass man keine nachteilige Wirkung befürchten muss, wenn man MSM mit anderen Medikamenten kombiniert. Es war unter anderem auch dieser Aspekt, der die US-amerikanischen Behörden in Bezug auf die Arzneimittelzulassung von DMSO zurückhaltend agieren ließ.

Nun galt es zu zeigen, dass MSM im Vergleich zu seinem Ursprungsprodukt als noch risikoärmer anzusehen ist. Jacob ermittelte im Labor, dass diese Substanz selbst bei 8 Gramm pro Kilogramm Körpergewicht keine nachweisbare Giftwirkung entfaltet. »Um das in die richtige Perspektive zu rücken«, so der Mediziner, »muss man sich vergegenwärtigen, dass Kochsalz bereits bei Mengen von 2,5 bis 3 Gramm pro Kilogramm in der Hälfte aller Fälle zum Tod führt«. In den gängigen Dosierungsvorschriften für MSM werden 2 bis 8 Gramm empfohlen – wohlgemerkt pro Person, und nicht pro Kilogramm!

Was jedoch die medizinisch positiven Wirkungen angeht, so hat MSM ein ähnliches Profil wie DMSO. Demnach entfaltet es folgende Wirkungen:

- Es hemmt Schmerzen und Entzündungen.
- Es fördert den Blutfluss.
- Es aktiviert die Darmmuskeln.
- Es lockert Muskelkrämpfe.
- Es unterstützt den Aufbau von Kollagen, einem wichtigen Baustein zur Stabilisierung des Bindegewebes.
- Es stabilisiert diverse Immunfunktionen.

Nicht zu vergessen: MSM ist ein echter Bestandteil der Naturheilkunde, denn es gibt praktisch keinen Bereich in der Natur, wo es nicht zu finden ist.

Woher kommt MSM?

Wasser, Luft und Licht

MSM beginnt im Meer

Der Weg von MSM in den menschlichen Organismus beginnt im Meer. Und zwar bei den Mikroorganismen des pflanzlichen Planktons, die ihre Schwefelsalze ins Wasser abgeben, wo sie dann zu dem bereits erwähnten Dimethylsulfid (DMS) umgewandelt werden, das als Gas in die Atmosphäre abgedampft wird. Deswegen riecht es auf See oder an den Küsten auch oft nach Fisch oder Muscheln, das liegt also nicht daran, dass dort tatsächlich so viele von diesen Tieren unterwegs sind, sondern an den eigentümlich riechenden Schwefelgasen, die dort in der Luft kursieren.

Unter dem Einfluss von Sonnenlicht und anderen Umweltfaktoren kommt es dort zu Oxidationen, in deren Verlauf bereits DMSO und MSM entstehen. Ihre Produktion ist abhängig vom Sonnenlicht und der Temperatur, und in den Sommermonaten kursieren sie in weitaus größeren Mengen als im Winter. Sie spielen übrigens auch eine große Rolle beim Wetter, weil sie die Kondensation und dadurch die Wolkenbildung ankurbeln. Man kann durchaus sagen, dass es mit größerer Wahrscheinlichkeit regnet, wenn es am Meer besonders stark nach Fisch und Muscheln riecht.

DMSO und MSM gelangen über den Wasserdampf mit in die Wolken, und beim Regnen entweder zurück ins Meer oder aber aufs Land, in den Boden. Dort werden sie von den Pflanzen aufgenommen oder von Bakterien verstoffwechselt, wodurch es zu einer deutlichen

Verbesserung der Bodenqualität kommt. MSM und DMSO entfalten gewissermaßen schon ihre ersten Heilpotenziale, wenn sie noch im Boden stecken.

Über den Verzehr von Pflanzen oder pflanzenfressenden Tieren gelangen MSM und DMSO schließlich in den Organismus des Menschen. Das heißt: Prinzipiell nehmen wir MSM und seinen Verwandten, das DMSO, über die Nahrung auf. Doch reicht das aus, um unseren täglichen Bedarf zu decken?

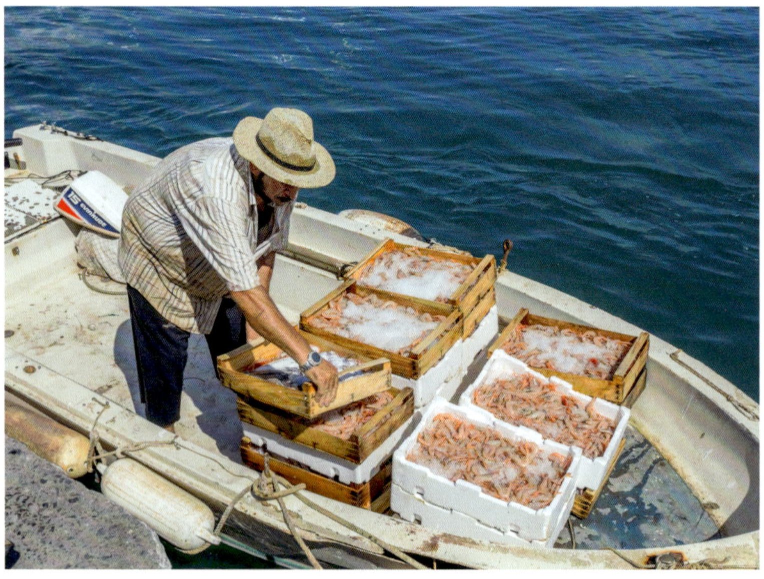

Der schwefelige »Duft« des Meeres

Wie viel MSM brauchen wir?

Das Problem ist: Niemand weiß, wie viel MSM wir täglich zu uns nehmen müssen. Denn der Hauptsinn dieser Substanz besteht darin, unseren Körper mit Schwefel zu versorgen. Über den Bedarf an diesem Mineral ist dagegen nur wenig bekannt. Im Unterschied zu anderen Mineralien wird es in den Ernährungswissenschaften und der Medizin konsequent ignoriert.

Der allgemeine Tenor in diesen Wissenschaften lautet: Um den Schwefel müssen wir uns nicht sonderlich kümmern, da wir ihn über die Nahrung ohnehin in ausreichender Menge zu uns nehmen. Denn dort, so die Argumentation, seien überall Proteine, mit denen wir auch genug Schwefel aufnehmen würden. Oft wird sogar hinzugefügt, dass der Mensch in den Wohlstandsgesellschaften eher zu viel Eiweiß auf dem Teller hätte, was beispielsweise die Nieren überlasten könnte. Von einem drohenden oder sogar bereits existierenden Eiweißmangel könne also keine Rede sein.

Tatsache ist, dass schlichtweg keine brauchbaren Daten dazu vorliegen, wie viel Schwefel wir benötigen. Carl Pfeiffer, der 1988 verstorbene Pharmakologe und Mitbegründer der orthomolekularen Medizin, brachte dies einmal präzise auf den Punkt: »Schwefel ist das vergessene essenzielle Element.« Das heißt: Alle wissen, dass wir es brauchen und es überlebensnotwendig für uns ist – doch niemand weiß, wie viel wir davon benötigen. Der logische Schluss daraus wäre, dass man diese Wissenslücke schließt und in die Forschung zum Schwefelbedarf investiert. Stattdessen wird pauschal abgelehnt, sich darum zu kümmern. Die Deutsche Gesellschaft für Ernährung e.V. schreibt zu ihren Referenzwerten für die Nährstoffzufuhr: »Der Bedarf des Menschen an Schwefel wird mit einer ausreichenden Zufuhr von schwefelhaltigen Aminosäuren (Cystein, Methionin) gedeckt. Deshalb wird Schwefel nicht gesondert abgehandelt.« Und das *US-Department of Agriculture Nutrient Data Laboratory* betont: »Wir schauen auf viele Mineralien, einschließlich Zinn und sogar Arsen – aber Schwefel gehört nicht dazu. Wir haben ihn nicht auf unserem Schirm.« All das klingt nicht gerade wissenschaftlich, sondern eher nach Bequemlichkeit und Ignoranz.

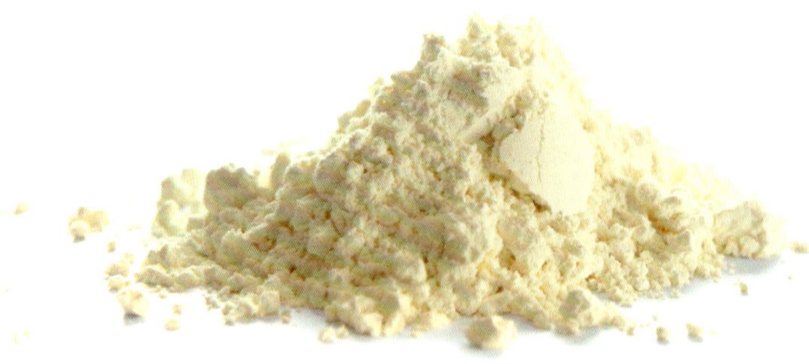

Gereinigtes Schwefelpulver

Umgekehrt sollten wir aber auch nicht einfach die Behauptung aufstellen, dass generell ein Mangel an Schwefel und MSM besteht, wie es vonseiten einiger Komplementärmediziner gemacht wird. Als Erklärung für diese steile These wird argumentiert, dass die industriellen Lebensmittel generell mineral- und damit auch schwefelarm seien, was ebenso eine gewagte Behauptung ist, denn auch dafür gibt es keinerlei Belege. Stattdessen sollten wir akzeptieren, dass wir schlichtweg zu wenig darüber wissen, wie viel Schwefel und MSM wir brauchen, und uns darum bemühen, mehr darüber in Erfahrung zu bringen.

Was wir aber wissen: Hohe Dosierungen an MSM können medizinische Wirkungen erzielen, die weit über das hinausgehen, was diese Substanz in üblichen Alltagsdosierungen zu erreichen vermag. So etwas ist im Bereich der Nährstoffe nicht ungewöhnlich. So können beispielsweise hohe Zink-Dosierungen das Immunsystem mobilisieren und eindringenden Schnupfenviren geradezu unschädlich machen; vom B-Vitamin Pyridoxin weiß man, dass es die Nebenwirkungen antidepressiver Medikamente dämpft, und bestimmte D-Vitamine können die vermehrungswütigen Hautzellen von Psoriasispatienten bändigen.

In diesen Fällen wirkt die hohe Dosis nicht als Gift, sondern heilsam als Arznei – und das gilt auch für MSM.

Wissenschaftlich gut belegt

Die Wirkungen von MSM

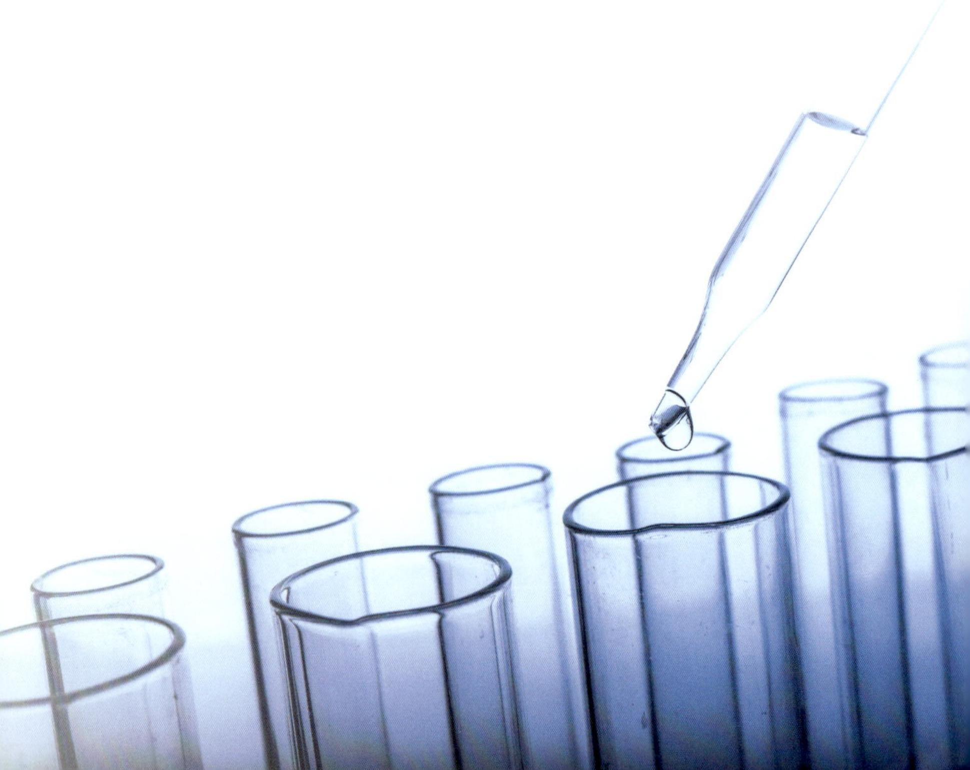

Auf nachweisbarem Fundament

Die Wirkung von DMSO ist mittlerweile wissenschaftlich gut belegt, und vieles davon kann man auch auf seinen Metaboliten MSM übertragen. Aber eben nicht alles. Zuverlässige Aussagen für MSM lassen sich letzten Endes nur dann gewinnen, wenn man gezielt zu diesem Mittel forscht, was derzeit auch geschieht. In den letzten Jahren sind dabei enorme Fortschritte erzielt worden.

Eine Suche in der weltweiten biomedizinischen Datensammlungsstelle des *National Center for Biotechnology Information* (NCBI) ergibt mittlerweile über 250 Treffer, davon sind etwa ein Zehntel klinische Studien am Menschen. Alternative Heilmittel stehen generell vor dem Problem, dass sich für ihre Erforschung nur wenige Geldgeber aus der Pharmaindustrie gewinnen lassen. Das ist bei MSM nicht anders. Aber offenbar hat es hier trotzdem ein beachtliches Forschungsinteresse gegeben, auch vonseiten unabhängiger Universitäten. Dadurch steht MSM auf einer durchaus soliden (wenn auch ausbaufähigen) wissenschaftlichen Datenlage.

Wirkungsvoller Schmerzhemmer

Viele stellen sich die Schmerzentstehung so vor, dass am Anfang ein kaputtes oder geschädigtes Gewebe steht, das bestimmte Nerven reizt, die ihre Signale ans Gehirn senden, wo es schließlich zur

Schmerzwahrnehmung kommt. Doch das ist allenfalls die halbe Wahrheit. Denn das, was wir am Ende als Schmerzen spüren, hat eine viel kompliziertere Geschichte.

So kann uns etwas wehtun, obwohl gar kein Schaden im Gewebe vorliegt. Und wenn dennoch einer vorliegen sollte, wird er mit einer Entzündungsreaktion des Immunsystems beantwortet, die ihrerseits wieder zu Schmerzen führt, die dann, je nach Art und Intensität der Reaktionen, sehr unterschiedlich ausfallen können. Weswegen es durchaus möglich ist, dass wir dick geschwollene Gelenke haben, ohne dass sie uns sonderlich plagen würden; und andererseits können

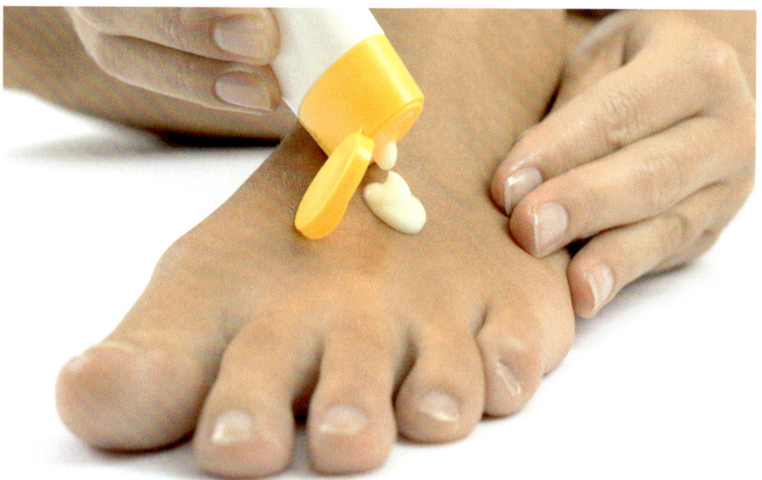

MSM als Salbe aufgetragen kann dauerhaften Sekundärschmerz lindern.

wir furchtbare Rückenschmerzen empfinden, obwohl dort kein Arzt etwas ertasten und kein Röntgenbild irgendetwas sichtbar machen könnte.

Es ist daher praktisch unmöglich, dass ein einziger Wirkstoff alle Facetten der Schmerzentstehung abdeckt. Dies kann auch MSM nicht. Was aber diese Substanz so interessant macht: Sie attackiert den Schmerz von mehreren Seiten.

So entdeckten Wissenschaftler bereits für DMSO, dass es eine starke Hemmung auf die Übertragung von Schmerzsignalen in den sogenannten C-Fasern hat, und für seinen Metaboliten MSM muss man ähnliches vermuten.

Was heißt das nun konkret für die Schmerzwahrnehmung? Dazu muss man wissen, dass jeder Schmerz entweder über schnelle (A-) oder langsame (C-)Nervenfasern vom Ort der Entstehung an das Rückenmark weitergeleitet wird. In den A-Fasern geschieht das mit einer Geschwindigkeit von 120 Metern pro Sekunde, es kommt zur Erzeugung des sogenannten Erstschmerzes, der als akut, scharf und stechend empfunden und meistens präzise lokalisiert werden kann. Seine Aufgabe ist es, blitzschnell eine Gegenreaktion herbeizuführen und beispielsweise die Hand von der heißen Herdplatte zu ziehen.

Über die langsamen C-Fasern gelangt der Schmerz ebenfalls zum Rückenmark, jedoch nur mit einer Geschwindigkeit von einem Meter pro Sekunde. Es kommt also zeitverzögert zum sogenannten Zweitschmerz, der als dumpf und schwer einzugrenzen empfunden wird. Seine Aufgabe besteht darin, den Prozess der Schonung einzuleiten. Er ist beispielsweise dafür verantwortlich, dass wir nach einem Hexenschuss in gebückter Haltung herumlaufen.

MSM macht uns also keinesfalls unempfindlich, wenn wir unsere Hand auf die heiße Herdplatte legen. Und das ist auch gut so, weil uns dieser Reflex vor schlimmen Schäden bewahrt. Aber es dämpft die Wahrnehmung des dauerhaften Sekundärschmerzes, der uns bei rheumatischen Krankheiten wie Arthrose, Arthritis und Fibromyalgie das Leben so schwer und mühselig macht.

Schwer und mühselig wird uns das Leben auch dadurch, dass wir unter Schmerzen oft muskulär verspannen. Das kann man gerade bei Rückenschmerzen beobachten. Hier schaukelt sich die muskuläre Verspannung sogar oft zur alles überlagernden Schmerzursache hoch. Doch auch hier kann MSM wirkungsvoll ansetzen, weil es die Krampfneigung der Muskulatur verringert. Es erreicht in dieser Hinsicht einen ähnlichen Wirkungsgrad wie Magnesium, das weithin als Therapie gegen Wadenkrämpfe eingesetzt wird.

Ein wirkungsvoller Entzündungshemmer

Typische Symptome einer Entzündung sind

- Rötung
- Hitze
- Schmerz

- Schwellung
- Ausbildung von verhärtetem Gewebe (Vernarbungen)
- Einschränkung der Funktionstüchtigkeit

MSM kann jeden dieser Faktoren beeinflussen. So unterdrückt es die Aktivität von Interleukin-1, einem Botenstoff des Immunsystems, der Zellen und Bindegewebe durchlöchert und zerstört, damit sich Krankheitserreger und entartete Zellen nicht mehr in ihnen verstecken können. Was eigentlich durchaus sinnvoll ist, sofern es auf ein paar Tage oder höchstens ein paar Wochen beschränkt bleibt, im Falle einer chronischen Entzündung jedoch zu nachhaltigen Schäden (im Falle einer Arthrose beispielsweise an den Gelenkknorpeln) führt. Hier macht es daher Sinn, rechtzeitig auf die Interleukin-Bremse zu treten – und genau das vollbringt MSM.

Ein weiterer Effekt von MSM: Es hemmt den Tumor-Nekrose-Faktor-Alpha (TNF-Alpha), der bei Entzündungen ebenfalls eine tragende Rolle spielt. Auf ihn geht beispielsweise zurück, dass wir bei einer Infektion Fieber bekommen und den Appetit verlieren. Lokal, also im Bereich der geschädigten Körperregionen, führt TNF-Alpha zu Schwellungen und Hitze, was wiederum zu einer Reizung der dortigen Schmerzrezeptoren führt. Auch das macht alles kurzfristig Sinn, denn wer eine Infektion hat, soll seinen Körper nicht zusätzlich mit Essen belasten; und wer eine Bänderdehnung im Fuß hat, soll durch Schmerzen davon abgebracht werden, seinen Fuß weiterhin zu bewegen. Doch längerfristig bringt TNF-Alpha eine Reihe von Nebenwirkungen mit sich. So zehren Fieber und Appetitlosigkeit als Dauerzustand an den Kräften, was gerade für ältere Menschen ein echtes Überlebensproblem sein kann; und wenn ein Gelenk längere Zeit nicht bewegt wird, verliert es an Funktionsfähigkeit. Es ist daher besser, TNF-Alpha langfristig durch MSM an die Leine zu legen.

Ein weiterer Effekt von MSM besteht darin, dass es die Narbenbildung im Anschluss einer Verletzung eindämmt. Der Sinn einer Narbe besteht darin, dass sie Lücken in zerstörtem Gewebe schließt. Wenn es sich dabei jedoch um Strukturen wie etwa die Muskeln handelt, die in besonderem Maße auf Beweglichkeit angewiesen sind, können unflexible Narben zu einem problematischen Hindernis werden. Insbesondere Leistungssportler wissen ein Lied davon zu singen, sie sind im Anschluss an einen Muskelfaserriss oft monatelang damit beschäftigt, die ursprüngliche Geschmeidigkeit in ihren Muskeln wiederzuerlangen. Mit MSM können sie diese Zeit unter Umständen deutlich verkürzen. Denn es hält die Narbenbildung in Grenzen, weil es die dafür zuständigen Fibroblasten zurückhaltender agieren lässt.

Was man nicht vergessen sollte: MSM kann nicht nur selbst langfristige Entzündungen unterdrücken, sondern auch den Körper dabei unterstützen, seinerseits das Entzündungsgeschehen zu kontrollieren. Eine wesentliche Rolle spielt dabei das Nebennierenhormon Cortisol, das mithilfe von MSM effektiver zum Einsatz gebracht wird als sonst. In Laborstudien zeigte sich, dass man deutlich weniger Cortisol zum

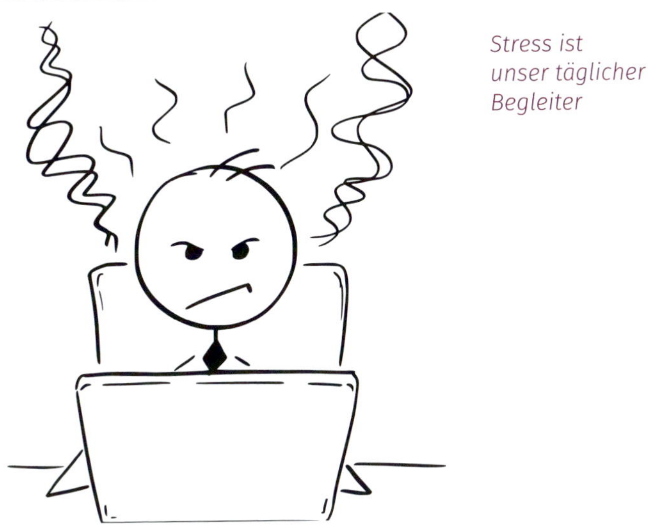

Stress ist unser täglicher Begleiter

Eindämmen einer Entzündung braucht, wenn man gleichzeitig MSM zum Einsatz bringt.

Ein wirkungsvoller Radikalfänger

Das Leben ist stressig geworden. Nicht nur in psychischer, sondern auch in körperlicher Hinsicht. Rauchen, Umweltgifte, Strahlenbelastungen, fettreiche Kost – all das setzt den Organismus massiv unter oxidativen Stress. So wie ein Fahrrad, das im Regen langsam aber sicher vom Rost zerfressen wird. Das Heimtückische an diesem »Rostfraß« ist, dass wir ihn in der Regel gar nicht bemerken. Immerhin hat er ein »Gesicht«: die freien Radikale. Sie entstehen, wenn unser Körper mit aggressiven Chemikalien konfrontiert wird, wie etwa Tabakqualm, Smog und Pestizide. Oder wenn er aggressiv bestrahlt wird, wie es etwa beim Röntgen oder einem ausgiebigen Sonnenbad der Fall ist. Dann kommt es zu chemischen Reaktionen, an deren Ende die Radikale stehen. Und die meinen es nicht gut mit uns.

Denn ein Radikal ist so etwas wie der tragische und rachsüchtige Held im großen Schauspiel der Chemie. Normalerweise geht es darin halbwegs fair zu: Die Atome und Moleküle helfen sich untereinander

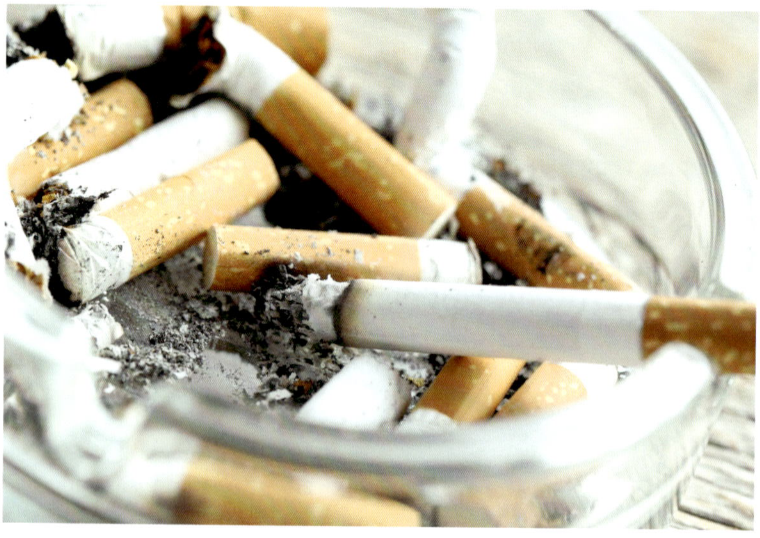

Wer raucht, schädigt seine Zellen mit freien Radikalen.

mit einzelnen Teilstücken aus und am Ende haben alle etwas davon. Doch bei den Radikalen stimmt die Rechnung am Ende einfach nicht. Sie gehen aus den chemischen Reaktionen als gezeichnete Verlierer hervor, in deren Hülle die Elektronen nicht, wie es sonst üblich ist, in Paaren, sondern zum Teil nur als Singles herumschwirren. Ein Defizit, das die Radikale unbedingt verändern wollen, weswegen sie sich aggressiv an den Elektronen anderer Atome und Moleküle bedienen. »Sie attackieren wichtige Zellbestandteile wie Fette, Eiweiße, Kohlenhydrate und vor allem auch das Erbgut«, erklärt Michaela Döll, Lehrbeauftragte für Lebensmittelchemie an der Universität Braunschweig. An den attackierten Strukturen kommt es, wie Döll weiter ausführt, zu Oxidationen, »vergleichbar dem Rostvorgang des Eisens oder dem Ranzigwerden von Fett«. Dass dies nicht gut ausgehen kann, liegt auf der Hand.

Am Ende stehen Schädigungen von Hormonen, Enzymen, Zellwänden und Erbgut. Wissenschaftler machen mittlerweile die Angriffe der freien Radikale mitverantwortlich für zahlreiche Erkrankungen, wie etwa Krebs, Arteriosklerose, Arthritis, grauer Star, Alzheimer und Parkinson. Und das Altern ist letzten Endes auch nichts anderes als ein schleichendes Kapitulieren des Körpers vor dem oxidativen Stress.

Gründe genug also, die freien Radikale unter Kontrolle zu bekommen. Dazu gehört, Gifte wie etwa den Tabakqualm zu meiden und sich nicht auf stundenlange Sonnenbäder einzulassen. Sportliche Betätigung wirkt zwar nicht direkt als Radikalfänger, doch sie trainiert unsere körpereigenen Kapazitäten im Umgang mit oxidativem Stress. Eine zentrale Rolle im Schutzprogramm spielen auch die Antioxidantien der Nahrung. Ihre Strategie: Sie stellen sich den bindungswütigen Radikalen als Partner zur Verfügung, die sich dann nicht mehr weiter auf andere Elektronenspender stürzen müssen. Oder anders ausgedrückt: Wo Antioxidantien sind, brauchen die Radikale nicht mehr nach anderen Opfern zu suchen – und der oxidative Stress im Körper kommt zur Ruhe.

Zu den Substanzen mit Potenzial als Radikalfänger gehören viele Vitamine und sekundäre Pflanzeninhaltsstoffe, wie etwa die Polyphenole. MSM braucht sich in dieser Hinsicht nicht zu verstecken, wobei es jedoch eine etwas andere Strategie verfolgt als das reine Einfangen von freien Radikalen. So werden gerade bei der Energiegewinnung in den Mitochondrien - das sind die Kraftwerke der Zellen - aggressive Substanzen gebildet, was ja nicht weiter verwundern darf, wenn man sich betrachtet, was bei unseren Müll- und Kohlekraftwerken aus den Schornsteinen qualmt. Den »Qualm« der Mitochondrien bezeichnet man als »reaktive Sauerstoffspecies« (ROS), und MSM kann ihre Bildung effektiv unterdrücken. Zudem blockiert es – wie schon gesagt – entzündungsfördernde Botenstoffe wie TNF-Alpha, die ebenfalls als ergiebige Radikalbildner eingeschätzt werden.

Unterstützend wirkt MSM hingegen auf die Arbeit des Tumorsupressors p53. Er wurde 1979 entdeckt und erwarb sich seitdem den

Namen »Wächter des Erbguts«, weil er schadhafte Gene daran hindert, sich weiterzuverbreiten. Wenn also ein Gen durch radioaktive Strahlung oder andere oxidative Kräfte geschädigt wird, nimmt p53 es aus dem Spiel. Und zwar dadurch, dass er das Gen oder aber gleich die komplette Zelle ausschaltet und in den programmierten Zelltod der sogenannten Apoptose schickt, damit sie kein Unheil mehr anrichten und ihr Erbgut weitergeben kann.

Im Labor konnte man nun feststellen, dass p53 unter Anwesenheit von MSM noch zuverlässiger seiner Arbeit nachgeht als sonst. Man kann also sagen, dass MSM die »Wächter des Erbguts« wach und aufmerksam hält.

Stabilisierend für das Immunsystem

Die Immunabwehr sorgt dafür, dass wir vor äußeren Schadeinflüssen, vor allem aber vor fremden Organismen wie Viren, Bakterien, Pilzen und Parasiten geschützt werden. Dazu muss sie die richtige Balance finden. Eine schwache Immunabwehr öffnet die Tore für Infektionskrankheiten, ist sie hingegen überaktiviert, richtet sie sich möglicherweise gegen Organe und Gewebe des eigenen Körpers und dann steigt das Risiko für Allergien und Autoimmunkrankheiten. Viele Jahrhunderte der Menschheitsgeschichte war sie vor allem gefordert, uns heil durch die Welt der Mikroben zu bringen. Und oft genug war sie damit überfordert, denn die Siegeszüge von Pest- und

Pockenepidemien haben auch viel damit zu tun, dass sie auf ein durch Nährstoffmangel und fehlende Hygiene geschwächtes Immunsystem trafen. Mittlerweile hat sich jedoch diese Situation – zumindest in unseren Wohlstandsgesellschaften – grundlegend geändert.

Jetzt liegen die Probleme hierzulande weniger in den Keimen als vielmehr in einer Umgebung, die in vielen Bereichen lastenfrei und geradezu klinisch sauber ist. Dadurch kommt unsere Immunabwehr aus der Übung mit der Folge, dass sie immer öfter überreagiert. Würden wir noch auf Bauernhöfen leben, wo die Luft voller Insekten und Blütenstaub ist, aus den Ställen der Geruch von Heu und Viehexkrementen strömt, von alten Möbeln der Staub der Jahrzehnte weht und im Geräteschuppen eine der zerzausten Hofkatzen gerade vier Junge geworfen hat, wäre das nicht passiert.

So zeigen Studien: Im Vergleich zu den Großstadtkindern haben Landkinder gerade mal ein Drittel der Allergien. Sie genießen, wie Philippe Eigenmann vom Universitätsspital Genf betont, »einen dauerhaften Schutz«.

Worin dieses Rüstzeug genau besteht, haben Eigenmann und sein Forscherteam kürzlich in einer Studie an Mäusen nachweisen können. Demnach setzt der frühzeitige Kontakt mit den typischen Bakterien und Pilzen des Landlebens wichtige Reize für die Entwicklung des Immunsystems. »Es war bei den Labormäusen viel behäbiger und schwächer ausgeprägt als bei den Landmäusen«, so Eigenmann. Deren T-Zellen waren einerseits aktiver, andererseits aber auch mehr

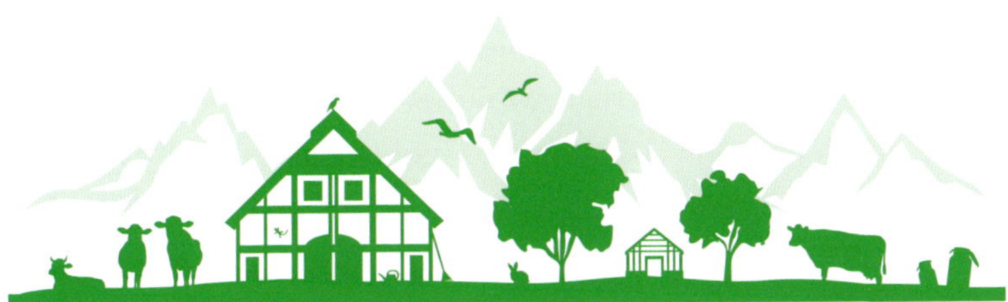

Wer auf dem Land lebt, hat weniger Allergien.

auf Selbstregulation eingestellt, sodass es zu keinen Überreaktionen kam. Zudem entdeckte man im Darm der Landtiere eine vielfältigere Flora und sogenannte Mastadenoviren, von denen bekannt ist, dass sie Immunantworten modulieren können.

Das Problem ist jedoch: Drei Viertel der deutschen Bevölkerung leben in der Stadt. Ihnen wird also der natürliche Immunstabilisator eines schmutz- und keimreichen Landlebens vorenthalten – und deshalb gibt es so viele Allergien wie nie zuvor. Rund ein Drittel der Deutschen leidet unter Heuschnupfen, Dermatitis oder anderen Allergien. Experten rechnen sogar damit, dass diese Quote noch weiter ansteigen wird, da unser untrainiertes Immunsystem – infolge von Klimawandel und Luftverschmutzung – immer länger immer aggressiveren Pollen ausgesetzt ist, die keinen Trainingsreiz für das Immunsystem darstellen, sondern es schlichtweg überrollen.

An diesem Punkt kann MSM unterstützend eingreifen. Es vermag zwar nicht das Immunsystem zu trainieren, aber es kann dessen überschießende Reaktionen dämpfen, es also zu einer gewissen Gelassenheit »erziehen«. Erreicht wird dies vor allem über eine Drosselung der Botenstoffe Histamin und Interleukin-6 (IL-6). Während Histamine vor allem bei der Entstehung von Allergien mitwirken, hat IL-6 eine Schlüsselrolle bei der Entstehung von Autoimmunkrankheiten wie etwa Arthritis, Lupus und Zöliakie.

Aus Laborexperimenten weiß man außerdem, dass MSM als Gegenspieler von Stickstoffoxid und anderen lokal durchblutungsfördernden Substanzen in Aktion treten kann. Dadurch kann es beispielsweise heftige Rötungen und Juckattacken nach einem Insektenstich dämpfen, auch die berüchtigten roten Augen während der Pollensaison lassen sich damit in den Griff bekommen.

Eine ergiebige Schwefelquelle

MSM ist nicht nur eine Substanz, die als Ganzes vielfältige Funktionen im Organismus wahrnimmt, sie ist auch eine ergiebige Schwefelquelle für uns, die wir zum Aufbau von Eiweißen und damit von Haut-, Muskel- und Knorpelgewebe nutzen können.

Am *Pacific Northwest Diabetes Research Institute* in Seattle versorgte man Meerschweinchen mit MSM, dessen Schwefelatom man zuvor durch das sogenannte Isotopenverfahren markiert hatte. Dadurch konnte man später im Körper der Tiere verfolgen, wo das Mineral überall angekommen ist: Man entdeckte es überall dort, wo große Mengen an Cystein und Methionin vorkamen.

Diese beiden Aminosäuren werden zum Muskel- und Knorpelaufbau benötigt, die bei Arthrosepatienten in der Regel stark unterrepräsentiert sind. Cystein bildet außerdem die Grundlage von Glutathion, einem der wichtigsten körpereigenen Antioxidantien. Dies unterstreicht noch einmal die Bedeutung, die MSM im Kampf gegen den oxidativen Stress in unserem Organismus hat.

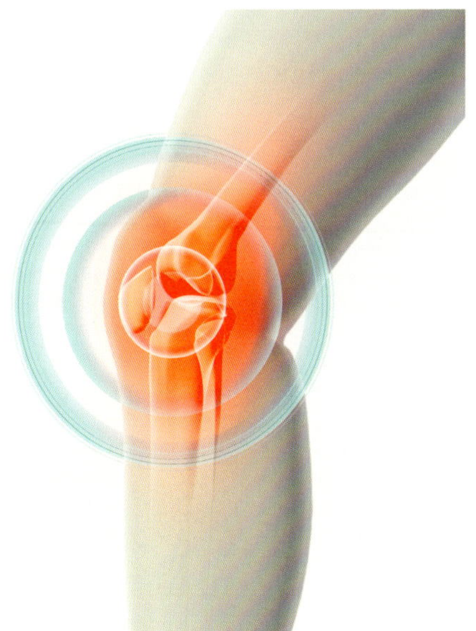

Schmerzhafte Entzündung im Kniegelenk

Preiswert und risikoarm:

Die konkrete Anwendung von MSM

MSM als Nahrungsergänzung

Mittlerweile wird MSM in allerlei Präparaten und auf den unterschiedlichsten Vertriebswegen angeboten, von der Apotheke über die Drogerie und das Reformhaus bis hin zum – besonders preiswerten – Direktvertrieb im Internet. Die Qualität der einzelnen Produkte ist schwer zu beurteilen, aber im Unterschied zu vielen anderen Mitteln der Alternativmedizin – wie etwa Homöopathika oder Heilpflanzenzubereitungen – lässt sich MSM relativ unaufwendig durch Oxidation von Dimethylsulfid mit Wasserstoffperoxid herstellen. Dabei reagiert Dimethylsulfid über Dimethylsulfoxid zum Endprodukt Dimethylsulfon, also MSM. Diese chemische Reaktion lässt sich sowohl im Ablauf als auch im Hinblick auf die verwendeten Rohstoffe sehr preiswert in kleinen Labors durchführen. Man kann also getrost sagen, dass MSM eigentlich nichts Besonderes ist. Was freilich nicht heißt, dass es nicht wirkt (oft sind es ja gerade die einfachen Dinge, die helfen). Aber es bedeutet, dass man mit MSM nicht besonders viel Geld verdienen kann. Das macht die Schwefelverbindung unattraktiv für Abzocker und Arzneimittelfälscher, sodass man weniger Angst vor Fälschungen oder sogar gesundheitsschädlichen Produkten haben muss.

Es gibt MSM als Pulver, Tabletten oder auch Kapseln zu kaufen, für die äußerliche Anwendung gibt es Gels, Lotions und Salben. Das bloße Pulver ist sicherlich die preiswerteste Anwendung. Es hat zwar einen bitteren Geschmack, aber auch das ist letzten Endes kein

MSM-Gel selbst herstellen

10 Gramm MSM in 80 Gramm (duft- und konservierungsstofffreiem) Aloe-vera-Gel verrühren. Ein vorheriges Auflösen in Wasser ist nicht nötig, denn MSM löst sich recht zuverlässig in dem Gel.
MSM-Gel eignet sich vor allem zur unterstützenden Behandlung von Brandwunden, Sportverletzungen und Gelenkschmerzen.

Problem, denn MSM verliert nicht an Wirksamkeit, wenn man es in Joghurt oder Fruchtsaft löst. Selbst heißer Tee eignet sich zum Auflösen des Pulvers, denn die Effizienz von MSM geht durch Hitze nicht verloren.

MSM-Creme selbst herstellen

10 Gramm MSM mit 20 Milliliter warmem Wasser verrühren. 40 Gramm Sheabutter und 40 Gramm Jojobaöl im Topf weich werden lassen, MSM-Wasser-Mixtur hinzugeben und einrühren. Den Topf vom Herd nehmen und weiterrühren, bis die Mixtur abgekühlt und eingedickt ist. Dann in abgedunkelte Gläser füllen.
MSM-Creme eignet sich zur unterstützenden Behandlung von allergischen Hautausschlägen.

Ein Teelöffel MSM-Pulver entspricht ungefähr 5 Gramm. Wer also eher kleinere Mengen wie 2 oder 3 Gramm einnehmen will, sollte auf Zubereitungsformen wie Kapseln oder Tabletten zurückgreifen,

MSM-Lotion selbst herstellen

Nehmen Sie irgendeine, möglichst duftstoffarme Lotion aus dem Handel, beispielsweise eine »Totes-Meer-Salz-Körperlotion«. Jede andere – am besten ohne Farb- und Konservierungsstoffe – tut es aber auch.

10 Gramm MSM-Pulver in 20 Milliliter warmem Wasser auflösen. Falls sich das Pulver nicht vollständig löst, die Wassermenge ein wenig erhöhen. Dann die Mischung in 80 Milliliter Lotion einrühren. Keinesfalls das MSM direkt in die Lotion geben, da es sich nicht auflöst und allenfalls »Scheuersand« entstehen lässt.

da man sie einfach – vor allem dann, wenn man die Dosis auf mehrere Einheiten pro Tag verteilen will – mit größerer Präzision dosieren kann. Achten Sie darauf, dass dort keine überflüssigen Zusatzstoffe wie etwa Zucker, Tiergelatine oder Farbstoffe enthalten sind. Sie dürften zwar die Wirkung von MSM nicht sonderlich einschränken, aber man braucht sie einfach nicht.

Die richtige Dosierung

Eine Tagesdosis von bis zu 10 Gramm MSM gilt als absolut unproblematisch. In der Regel reichen jedoch schon Dosierungen von 5 bis 6 Gramm pro Tag bei akuten Problemen, wie etwa einem spontanen Hautausschlag, Muskelzerrungen oder anderen Sportverletzungen. Für die langfristige Anwendung werden 1,5 bis 3 Gramm täglich empfohlen. Diese Dosis eignet sich auch generell, wenn man noch keine Erfahrungen mit dem Mittel hat, um auszuloten, wie man MSM verträgt.

Verteilen Sie die Portionen am besten auf zwei Einheiten pro Tag, beispielsweise vor- und nachmittags, oder vormittags und abends. Der Magen sollte etwas gefüllt sein, nehmen Sie also MSM zwischen den Mahlzeiten ein. Der Zeitpunkt der Einnahme sollte zudem nicht zu spät am Abend erfolgen. Denn MSM kann durchaus als Muntermacher wirken und dadurch das Einschlafen erschweren.

Was tun, wenn es besser geworden ist?

Im günstigsten Fall stellt sich schon nach Tagen oder Wochen der MSM-Anwendung eine spürbare Besserung ein. Dann stellt sich dem Patienten die Frage, wie er weiter verfahren soll. Die Verführung ist jetzt groß, das Mittel abzusetzen. Doch wie MSM-Ärzte übereinstimmend berichten, kommen die Beschwerden oft in ursprünglicher Stärke zurück. In manchen Fällen bleiben sie allerdings verschwunden, weil der Körper durch MSM »gelernt« hat, wie er ohne Entzündungen auskommt. Und im Falle von chronischen Schmerzen weiß man, dass sie wesentlich im sogenannten Schmerzgedächtnis angelegt sind und in dem Moment nachhaltig verschwinden, wenn man sie durch eine schmerzarme Phase weitgehend »vergessen« hat. Doch das ist leider nicht die Regel, auch nicht bei MSM.

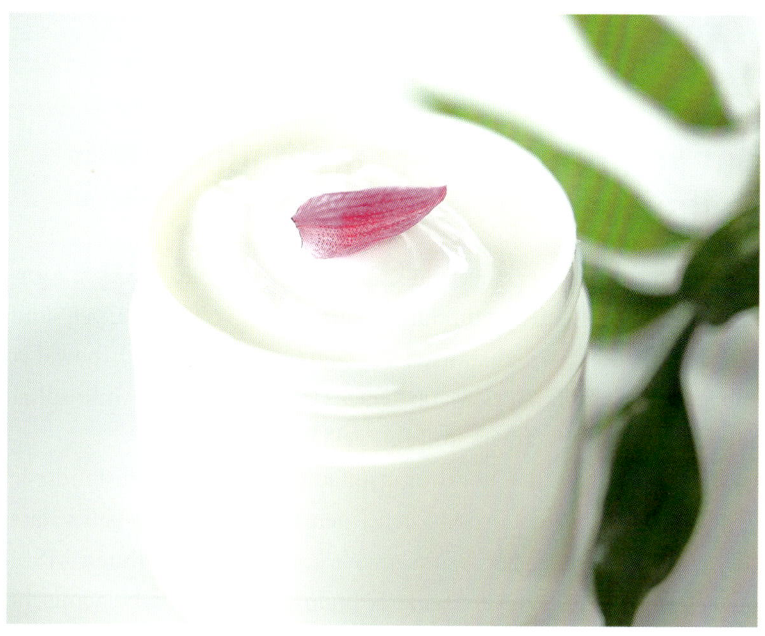

Sofern also die Beschwerden deutlich besser geworden sind, sollte man MSM nicht plötzlich auf null herabsetzen. Besser, man schleicht es aus, reduziert Woche für Woche und Schritt für Schritt (beispielsweise in 500-Milligramm-Etappen) die Dosierung. Und sofern man dann bemerkt, dass bei einer bestimmten Ausschleich-Stufe die Beschwerden wieder schlimmer werden, kehrt man zurück zu den höheren Dosierungen. Es gibt Menschen, die MSM über Jahrzehnte nehmen, ohne dadurch in irgendeiner Weise Schaden zu nehmen. Der große Wert dieser Schwefelverbindung liegt ja nicht zuletzt in seiner guten Verträglichkeit.

Gut kombiniert: MSM mit anderen Heilmitteln und Nährstoffen

Gerade in der Schmerztherapie kann es sinnvoll sein, MSM mit anderen schmerz- und entzündungshemmenden sowie knorpel- und sehnenaufbauenden Substanzen zu kombinieren. Klinisch bewährt haben sich Kombinationen von Glucosamin und Chondroitinsulfat sowie dem Weihrauchwirkstoff Boswelliasäure.

Glucosamin und Chondroitinsulfat sind wichtige Bestandteile des Knorpels, und neuere Studien legen die Vermutung nahe, dass sie im Gelenk besser zur Wirksamkeit kommen, wenn ihnen MSM mit seiner natürlichen Affinität zu Sehnen und Knorpeln beigemischt

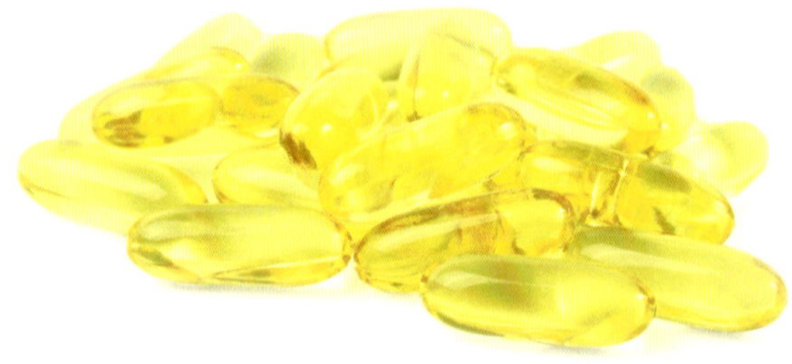

Fischöl-Kapseln sind reich an Omega-3-Fettsäuren.

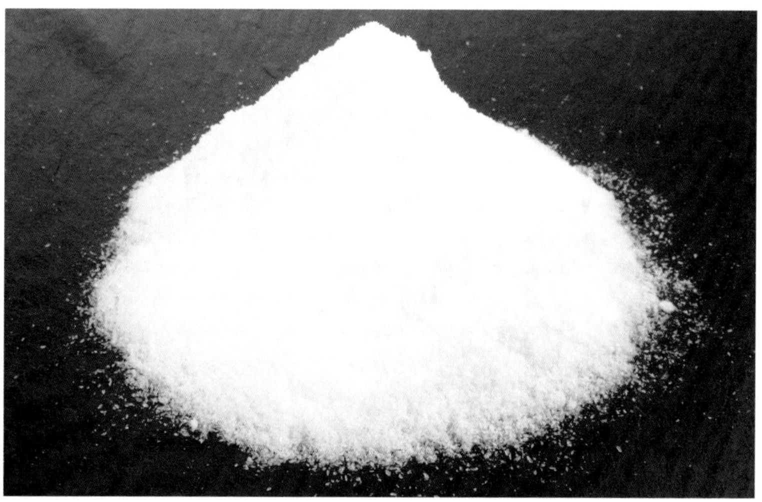

MSM in Pulverform

wird. In einer aktuellen Studie aus Indonesien zeigte sich eine Kombination von täglich 1500 Milligramm Glucosamin, 1200 Milligramm Chondroitinsulfat und 500 Milligramm MSM als wertvolle Hilfe für Arthritispatienten.

Am Universitätshospital im italienischen Bari arbeitete man hingegen erfolgreich mit einer Tagesdosis von 5 Gramm MSM und 7,2 Milligramm Boswelliasäure, dem Hauptwirkstoff von Weihrauch. Die behandelten Arthrosepatienten konnten danach ihren Schmerzmittelkonsum deutlich herunterschrauben.

Fisch-Training fürs Immunsystem

Fischöl enthält große Mengen an mehrfach ungesättigten Omega-3-Fettsäuren, die für das Immunsystem von großer Wichtigkeit sind. So müssen sich die weißen Blutkörperchen durch enge Blutgefäße quetschen und dabei auch noch unzählige rote Blutkörperchen umkurven, sodass sie nicht auf »Gymnastiktrainer« in Gestalt der Omega-3-Fettsäuren verzichten können, die ihre Zellwände elastisch halten. Darüber hinaus »überreden« Omega-3-Fette das Immunsystem dazu, weniger Enzyme zum Auslösen schmerzhafter Entzündungsreaktionen zu bilden. Auch die Neigung der Immunabwehr, sich auf körpereigene Gewebeteile zu stürzen, wird deutlich verringert. Omega-3 bildet dadurch eine chancenreiche Alternative im Kampf gegen Autoimmunerkrankungen wie Arthritis, Schuppenflechte und Diabetes vom Typ 1. Neben Fisch liefern auch Walnüsse große Mengen Omega-3.

Chancenreich ist aber auch eine Mischung aus MSM und Vitamin C, da beide Stoffe wirkungsvolle Antioxidantien und Aufbauhilfen für Kollagen und damit für Gelenkknorpel und Sehnen darstellen. Am besten, man mischt MSM und Vitamin C im Verhältnis 2:1, also beispielsweise 2 Gramm MSM mit einem Gramm Vitamin C pro Tag. Sofern sich die ersten Erfolge einstellen, kann man auf 1 Gramm MSM und 0,5 Gramm Vitamin C heruntergehen.

Ebenfalls sinnvoll – auch in der Behandlung von Allergien – kann eine Kombination von MSM und Fischöl sein. Auch bei diesen Wirkstoffen gibt es große Überschneidungen, vor allem, was ihre Entzündungshemmung und ihren Einfluss auf das Immunsystem angeht.

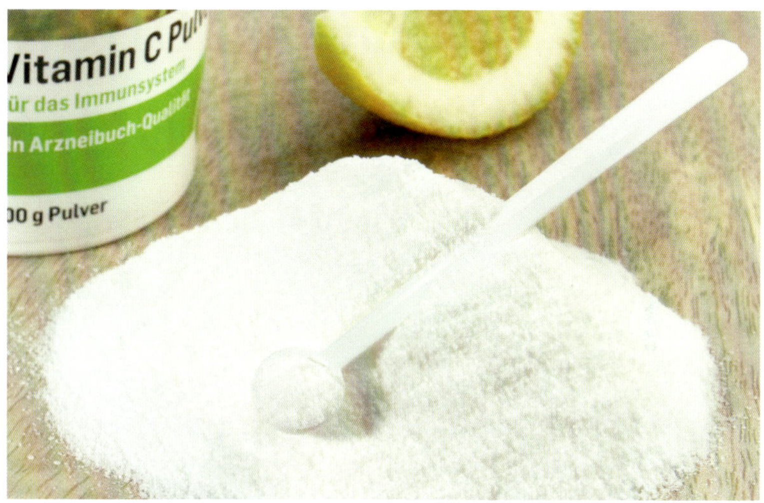

Man kann hier auf gleichem Niveau dosieren, also beispielsweise auf jeweils 1,5 Gramm MSM und Fischöl pro Tag.

In einer Laborstudie unter Federführung der Konkuk University im südkoreanischen Seoul verlangsamte eine Kombination aus MSM und dem bekannten Krebsmedikament Tamoxifen das Wachstum und die Metastasierung von Brustkrebszellen.

Ob das auch in der konkreten Anwendung am Menschen klappt, ist noch nicht untersucht. MSM besitzt vermutlich einen blutverdünnenden Effekt, weswegen es nicht parallel zu blutverdünnenden Medikamenten wie etwa Heparin, Warfarin oder Aspirin angewendet werden sollte.

Indikationen von A bis Z

Wo MSM zuverlässig hilft

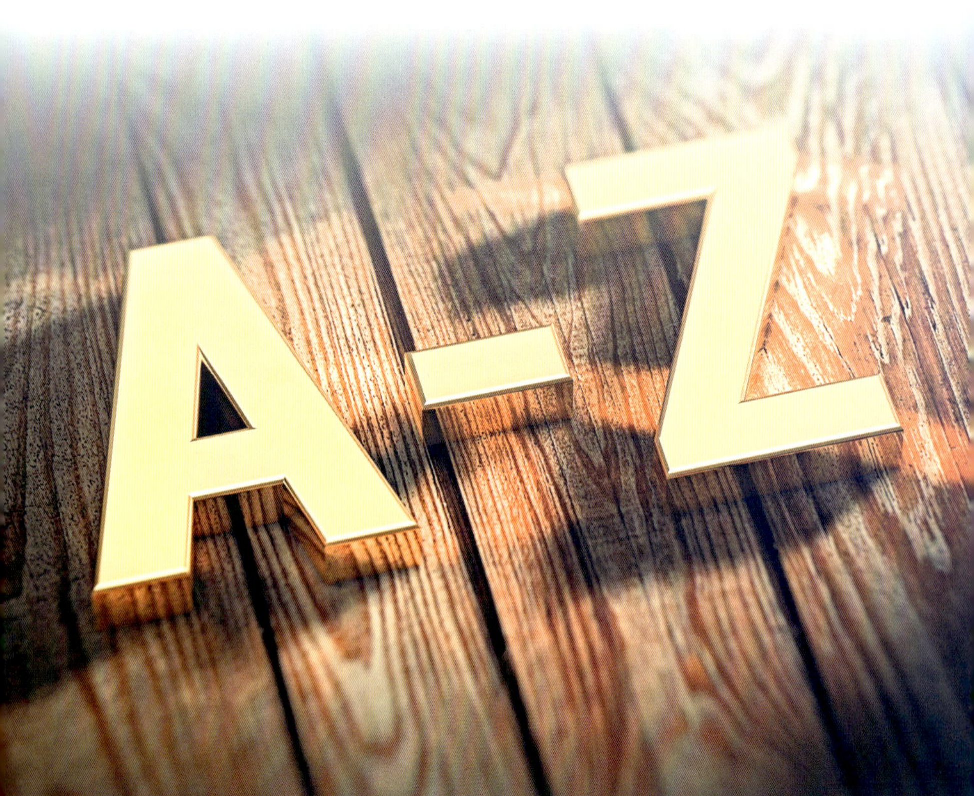

Akne

Symptome

- Zunächst Hautmitesser mit schwarzem Punkt.
- Dann Entzündungen, die sich zu großen, eitergefüllten Pickeln auswachsen.

Ursachen

Die Hauptursache der gewöhnlichen Akne (Acne vulgaris) sind Verhornungen der Talgdrüsengänge: Der Talg kann nicht mehr abfließen, die Gänge verstopfen und entzünden sich. Gefördert wird dieser Prozess durch eine übermäßige Aktivität der Talgdrüsen.

Doch warum kommt es zu den Verhornungen an den Talgdrüsen? Eine große Rolle spielt da wohl das Erbgut. Die Wahrscheinlichkeit, dass ein Kind in der Pubertät an Akne erkrankt, wenn beide Elternteile eine Akne durchgemacht haben, liegt bei 50 Prozent. Die entzündliche Hauterkrankung wird also größtenteils in die Wiege gelegt.

So hilft MSM

Als »Schwefelspender« stabilisiert MSM die Kollagenstrukturen in der Haut. Dadurch kann es auch bei bereits bestehenden Aknenarben hilfreich sein. Außerdem wirkt es in starkem Maße entzündungshemmend, was bei akuten Schüben der Erkrankung Linderung bringen

Süß spielt keine Rolle

Eine süße Ernährung spielt – auch wenn viele Betroffene es glauben – bei der Akne wohl nicht die Hauptrolle, selbst der übermäßige Verzehr von Süßigkeiten scheint keine Akneschübe zu provozieren. Auch die Psyche spielt eher eine Nebenrolle. Die oft zu beobachtenden psychischen Auffälligkeiten bei Aknepatienten (die oft auch mit einem verstärkten Süßwarenkonsum einhergehen) sind weniger die Ursache, als vielmehr das Resultat der Hautkrankheit, die ja für die Betroffenen als große Belastung erlebt wird.

kann. Bleibt jedoch festzuhalten: Noch fehlen brauchbare Studien zur Anwendung bei Akne. Diverse Positiv-Fallberichte auf den einschlägigen Internetforen zu Akne und anderen Hauterkrankungen stimmen jedoch optimistisch.

Als Dosis sind 3 bis 4 Gramm pro Tag zu empfehlen, also beispielsweise 1 Gramm zu jeder Mahlzeit.

Einige Anwender berichten auch von positiven Erfahrungen mit einer MSM-haltigen Creme. Andererseits zeigt jedoch die klinische Erfahrung, dass Aknepatienten oft Probleme mit äußeren Anwendungen wie Gels, Lotions und Cremes bekommen. Wenn man bedenkt, dass MSM ohnehin gut vom Körper absorbiert und über die feinen Blutgefäße transportiert wird, scheint die äußere Anwendung zudem entbehrlich zu sein.

Fazit: Aknepatienten sollten MSM zunächst nur innerlich verwenden.

Vorsicht bei Vitamin-B-Präparaten!

In der medizinischen Literatur finden sich Fallberichte von starker Akne, die durch hoch dosierte Vitamin-B6- und B12-Präparate ausgelöst wurde. Ein Hinweis darauf, wie empfindlich bisweilen der Hautstoffwechsel auf extreme Wirkstoffdosierungen reagiert. Die Akne verschwindet, wenn die Präparate abgesetzt werden.

Achillessehnenentzündung

Symptome

- Die Erkrankung kommt meistens schleichend, oft ohne sichtbaren Grund (wie etwa ein Unfall).
- Die Sehne ist berührungsempfindlich und schmerzt vor allem dann, wenn sie nach einiger Zeit der Ruhe (z. B. im Bett) wieder bewegt wird.
- Im fortgeschrittenen Stadium ist die Haut über der Sehne deutlich gerötet. Manchmal hört man es regelrecht »knirschen«.

Ursachen

Eine akute Achillessehnenentzündung trifft häufig bei Untrainierten auf, die ihr körperliches Training zu intensiv beginnen. Aber natürlich können auch Leistungssportler betroffen sein, vor allem nach einem Wechsel des Bodens, auf dem trainiert wird, oder nach einem Wechsel von Schuhen, Lauftechnik oder Trainingsmethoden.

Wechsel der Joggingschuhe

Manchmal bewirkt bei Langstreckenläufern ein Wechsel des Schuhwerks regelrechte Wunder. Achten Sie bei einer Neuanschaffung darauf, dass sie nicht zu gut gepolstert sind. Denn die Polsterungen in Joggingschuhen dienen in der Regel dazu, die Kniegelenke zu entlasten – nicht selten reizen sie aber dadurch, dass sie dem Läufer einen relativ unnatürlichen Laufstil aufzwingen, die Achillessehne.

In den letzten Jahren findet man die Achillessehnenentzündung immer mehr bei Joggern. Besonders häufig betroffen sind Sportler, die auf unebenen und weichen Böden wie Schotter- und Waldwegen trainieren. Harter Asphalt macht den Achillessehnen dagegen eher wenig aus.

In einer wissenschaftlichen Untersuchung der Laufstile stellte sich zudem heraus, dass die erkrankten Läufer ihren Fuß in der Pronationsbewegung, also mehr über den Mittelfuß abrollen und dadurch die Belastung auf der Achillessehne verstärken. Eine Fehlbelastung, die ihre Ursache ausgerechnet darin hat, dass die Laufschuhe von Herstellerseite mit immer besseren Dämpfungen ausgerüstet werden, um die Gelenke des Läufers zu schützen.

Wenn jedoch die Kissen zu hoch sind, nehmen am Fuß die Geschwindigkeit und die Hebelkräfte der seitwärts gerichteten Abrollbewegung zu und die Achillessehne wird stark belastet. Dies kann sehr schnell Beschwerden verursachen.

So hilft MSM

Entzündungen der Achillessehne sind in der Regel sehr hartnäckig und oft auch therapieresistent, da das dortige Gewebe schlecht durchblutet und für äußerlich aufgetragene Wirkstoffe (etwa durch Salben und Gels) kaum zu erreichen ist. MSM besitzt dabei jedoch relativ gute Chancen, da es vom Körper gut aufgenommen wird, sodass seine entzündungs- und schmerzhemmenden Eigenschaften auch bei relativ schwacher Durchblutungssituation zum Tragen kommen. Vorausgesetzt, es kommt mit hoher Dosis (6 bis 8 Gramm täglich) zum Einsatz. Der US-amerikanische Schmerzmediziner Ronald Lawrence – er gründete die International Association for the Study of Pain – beziffert die Chancen von MSM bei Sehnenentzündungen auf 60 bis 70 Prozent. »Die Therapie zieht sich aber oft über Wochen hin«, betont Lawrence. Er empfiehlt MSM nicht nur für Sehnenentzündungen, sondern auch für die Bursitis, also die Schleimbeutelentzündung.

Arthritis

Symptome

- Schwellung am Gelenk.
- Die Bewegung des Gelenks ist eingeschränkt.
- Das Gelenk schmerzt. Beim Beugen kann es zu Geräuschen kommen.

- Die Arthritis befällt vorwiegend die Fingermittel- und -grundgelenke, Handgelenke, Ellbogen, Knie sowie Sprung- und Zehengrundgelenke. Typisch ist für sie die Morgensteifigkeit, im fortgeschrittenen Stadium zeigen sich Rheumaknoten in Gelenken, Knochenvorsprüngen und Sehnen.

Uralt

Arthritis gehört zu den ältesten bekannten Krankheiten überhaupt. Ausgrabungen ergaben, dass schon Neandertaler und Pharaonen unter Arthritis litten. Übrigens, auch Tiere leiden an ihr: Schon die Dinosaurier zeigten die typischen Rheumaknoten an ihren Gelenken.

Ursachen

Die Arthritis gehört zu den sogenannten Autoimmunkrankheiten, bei denen sich der Körper buchstäblich gegen sich selbst wendet. Das Immunsystem verliert die Orientierung und richtet sich zerstörerisch gegen die körpereigenen, gesunden Zellen der Gelenkinnenhaut, was dort zu schmerzhaften Entzündungen und Wucherungen führt. Als Ursachen dafür werden Erbanlagen, Infektionen, Ernährungsfehler, aber auch psychische Einflüsse vermutet. Arthritiker gelten in der Psychosomatik als »unbeugsame Samariter«, mit »typisch weiblichem« Charakterprofil. In der Regel haben sie Probleme, ihre Aggressionen zu artikulieren: Sie lassen ihre Wut nicht raus, sondern richten sie gegen sich selbst. Gegenüber ihren Mitmenschen verhalten sie

Achtung, Softdrinks!

Die Wahrscheinlichkeit für eine Arthritis erhöht sich, wie man am Brigham and Women's Hospital in Boston ermittelte, um das 1,7-Fache, wenn mehr als ein Softdrink pro Tag konsumiert wird. Als Erklärung vermuten die US-Forscher, dass der in ihnen enthaltene Zucker die Anfälligkeit für bakterielle Zahnfleischentzündungen erhöht, die das Immunsystem nachhaltig und organübergreifend in einen Zustand der Hyperaktivität versetzen und dadurch Autoimmunerkrankungen wie Arthritis anstoßen können.

sich nur selten aufbrausend und direkt, eher schüchtern, aufopfernd und zum Teil regelrecht unterwürfig.

Möglicherweise sind diese Merkmale der Arthritiker-Persönlichkeit auch eine Erklärung dafür, dass Frauen dreimal so häufig unter den schmerzhaften Gelenkentzündungen leiden wie Männer. In der Gruppe der unter 40-Jährigen ist ihre Quote sogar viermal so hoch. Außerdem sind die Arthritissymptome bei Frauen oft deutlich stärker ausgeprägt.

So hilft MSM

Arthritis gehört zu den Indikationen, für die MSM als Heilmittel wissenschaftlich solide belegt ist. Demnach attackiert die Schwefelverbindung die Gelenkerkrankung gleich von mehreren Seiten.

So zeigen unterschiedliche Studien der letzten Jahre, dass die Gelenke von Arthritispatienten weniger Schwefel enthalten, die Differenz zu gesunden Menschen beträgt bis zu 30 Prozent. Es liegt auf der Hand, dass hier ein gut verwertbarer Schwefellieferant wie MSM Abhilfe schaffen kann.

Zudem wirkt MSM hemmend auf Schmerzen und Entzündungen, auch die Muskelverspannungen rund um die betroffenen Gelenke werden abgebaut. Der US-Mediziner Stanley Jacob unterteilte für eine Studie 24 weibliche Arthritispatienten in zwei gleich große Gruppen: Die eine erhielt täglich 600 Milligramm Motrin (ein in den USA populäres Schmerzmittel, mit dem Wirkstoff Ibuprofen), die andere 6 Gramm MSM. Nach einem Monat befragte er sie nach ihren Beschwerden. Das Ergebnis: Die Patientinnen beider Gruppen be-

Was sind Glucosamin und Chondroitinsulfat?

Chondroitinsulfat ist ein wichtiger Bestandteil des Knorpels, es bildet das Klettergerüst, auf das sich die Zellen des Knorpelgewebes stützen können. Glucosamin ist als sogenannter »Aminozucker« ein essenzieller Bestandteil von Bindegewebe, Knorpel und der Gelenkflüssigkeit. Die Idee, mit einer Kombination dieser beiden Stoffe Arthritis und auch Arthrose zu behandeln, gibt es schon länger, doch die bisherigen Behandlungsversuche und Studien verliefen zum Teil unbefriedigend. Es lag die Vermutung nahe, dass es den beiden Wirkstoffen offenbar nach ihrer oralen Einnahme nicht ohne Weiteres gelingt, sich durch den Verdauungstrakt unversehrt bis zu ihrem Einsatzort an den Gelenken »durchzuarbeiten«. Mithilfe von MSM scheint sich diese Lücke nun endlich zu schließen.

richteten über annähernd gleiche Verbesserungen ihrer Schmerzen und Gelenkschwellungen, doch während in der Schmerzmittelgruppe drei über schwere Nebenwirkungen in ihrem Verdauungstrakt klagten, wurde MSM durchweg gut vertragen. »MSM und Motrin zeigten also eine ähnliche Wirksamkeit – doch MSM wurde deutlich besser vertragen«, so Jacob.

Im Jahre 2005 veröffentlichte ein Forscherteam des *Southwest College Research Institute* im US-amerikanischen Tempe eine Studie zur Wirksamkeit von MSM an fünfzig Patienten mit Kniearthritis. Die eine Hälfte von ihnen bekam zweimal täglich 3 Gramm MSM, die andere Hälfte die gleiche Menge eines wirkstofflosen Placebos. Die Studiendauer betrug 3 Monate. Danach berichteten die MSM-Patienten von einem deutlichen Rückgang ihrer Schmerzen, außerdem konnten sie besser ihren Alltagsgeschäften nachgehen, und Ärzte bescheinigten ihnen zum Teil eine um 50 Prozent verbesserte Gelenkfunktion im Vergleich zur Placebogruppe.

Besonders beeindruckend ist der MSM-Effekt, wenn man es mit den Wirkstoffen von Glucosamin und Chondroitinsulfat kombiniert, wie man jüngst am *Cipto Mangunkusumo National General Hospital* in Jakarta herausgefunden hat. Die indonesischen Wissenschaftler behandelten 147 Kniearthritispatienten entweder mit einer Kombination von Glucosamin und Chondroitinsulfat, mit diesen traditionsreichen Rheumamitteln in Verbindung mit MSM oder mit einem Placebo. 3 Monate später wurden die Patienten untersucht – und dabei zeigten diejenigen der Kombi-Gruppe die besten Fortschritte. Die untersuchenden Ärzte bescheinigten ihnen eine weitaus bessere Gelenkbeweglichkeit als denen der reinen Glucosamin-Chondroitinsulfat-Gruppe. Einige der Patienten bezeichneten sich als nahezu schmerzfrei, obwohl sie schon jahrelang unter Arthritis litten. Die Gruppe, die das Placebo genommen hatte, schnitt am schlechtesten ab. Sie hatten zwar ebenfalls bessere Beweglichkeitswerte und klagten weniger unter Schmerzen als vor der Behandlung, aber eben nicht so stark ausgeprägt wie bei den anderen.

Offenbar wirkt die Kombination dieser schwefelhaltigen Substanzen noch intensiver auf die Gelenke, als wenn man sie nur für sich alleine zum Einsatz bringt. Mittlerweile werden Kombinationen aus Glucosamin, Chondroitinsulfat und MSM schon im Handel angeboten, der Patient kann sie aber auch selbst miteinander kombinieren. Als Orientierung sollte die Wirkstoffmischung dienen, die in der indonesischen Studie als Tagesdosis verwendet wurde: 1500 Milligramm Glucosamin, 1200 Milligramm Chondroitinsulfat und 500 Milligramm MSM.

Arthrose

Symptome

- Der Knorpelschaden der Arthrose befällt vornehmlich die Knie- und Hüftgelenke und macht sich zunächst durch Spannungsgefühle und Knirschen bei der Bewegung bemerkbar; der Patient hat den Eindruck, dass »irgendetwas in seinem Gelenk steckt«.

- Im späteren Verlauf kommen Schmerzen und Schwellungen hinzu, die sich im sogenannten aktivierten Arthroseschub bis zur Unerträglichkeit steigern können. Der Patient hat Schwierigkeiten beim Laufen, Treppensteigen und dem Heben von Lasten.
- Im Spätstadium der Arthrose kommt es zu Verformungen im Gelenk mit starken Bewegungseinschränkungen. Die daraus resultierenden Fehlbelastungen versucht der Patient mit einer Kippung und Verdrehung in der Wirbelsäule auszugleichen. Dadurch kommt es schließlich auch zu schmerzhaften Rücken-verspannungen.

Ursachen

Bezüglich ihrer Entstehungsart werden zwei Formen der Arthrose unterschieden:

»Blutleeres« Problemgewebe

Der Gelenkknorpel besitzt keine eigene Blutversorgung, sondern wird mehr schlecht als recht durch eine »Schmiere« im Inneren des Gelenks versorgt. Er hat daher bei Verletzungen eine schlechte Heilungstendenz. Sollte es also infolge von Arthrose zu einem starken Knorpelverschleiß gekommen sein, muss sich der Patient auf eine langwierige Heilung einstellen – oder sogar darauf, dass der Knorpelverschleiß nicht mehr korrigiert werden und der Patient froh sein kann, wenn es zu keiner Verschlimmerung mehr kommt.

- Die primäre Arthrose ist Resultat des Alterns oder einer Überbeanspruchung der Gelenke, etwa durch Übergewicht, Schwerstarbeit oder Leistungssport.
- Die sekundäre Arthrose entsteht infolge von angeborenen Gelenkveränderungen, Erkrankungen (z. B. Rheuma, Diabetes und Arthritis) oder Unfällen.

Von der Steinzeit zu Diabetes

An der *Harvard University* in Cambridge hat man Hunderte menschlicher Skelette aus der Gegenwart mit denen aus prähistorischen Zeiten und der frühindustriellen Ära des 19. Jahrhunderts verglichen. Die US-Forscher fanden in 16 Prozent der jüngeren Stichproben eine Kniearthrose, doch bei den prähistorischen und frühhistorischen Knochen lag die Quote nur bei 8 bzw. 6 Prozent. »Das zeigt, wie stark diese Erkrankung in den letzten Jahrzehnten zugenommen hat«, betont Studienleiter Ian Wallace.

Was aber laut Ansicht des Evolutionsbiologen noch überraschender ist: Der dramatische Anstieg resultiert eher weniger aus der veränderten Altersstruktur und dem grassierenden Übergewicht in unserer Wohlstandsgesellschaft. Was man ja hätte erwarten können, da gerade Kniegelenke umso mehr leiden, je mehr Lebensjahre und Kilos man ihnen zumutet. Doch diese Faktoren konnten Wallace und sein Team herausrechnen – und trotzdem blieb es dabei, wonach sich die Zahl der Kniearthrose-Fälle im letzten Jahrhundert mehr als verdoppelt hat. Es muss also noch andere Faktoren im modernen Lebensstil geben, die eine Arthrose begünstigen.

Einer davon ist die zuckerreiche Ernährung unserer Zeit. Laut einer Studie des Universitätsklinikums Erlangen bekommen Diabetiker viermal so häufig ein künstliches Knie- oder Hüftgelenk wie die Vergleichsgruppe ohne Diabetes. Neben dem für diese Krankheit typischen Übergewicht spielt hier auch eine Rolle, dass hohe Blutzuckerwerte nicht nur entzündliche Reaktionen anstacheln, sondern auch für Fehlbelastungen in den Gelenken sorgen. Denn langfristig erhöhter Blutzucker schädigt die Nerven, und dadurch könnten Diabetespatienten, wie Studienleiter Georg Schett ausführt, »die Fehlhaltungen und Belastungen ihrer Gelenke nicht mehr richtig spüren«. Es lohnt sich also auch im Hinblick auf Arthrose, regelmäßig den Blutzucker kontrollieren zu lassen, sich zuckerarm zu ernähren und beispielsweise auf Softdrinks zu verzichten.

So hilft MSM

Wie Arthritis gehört auch Arthrose zu den Indikationen, für die MSM als Heilmittel wissenschaftlich solide belegt ist. Denn die Schwefelverbindung kann von mehreren Seiten großen Einfluss auf die Knorpelschäden im Gelenk nehmen.

Arthrose geht mit einem starken Schwefelverlust im Gelenk einher, der durch die Einnahme des schwefelhaltigen und gut verwertbaren MSM verzögert oder sogar aufgehalten werden kann. Zudem

Die MSM-Weihrauch-Connection

Die im Weihrauchharz enthaltenen Boswelliasäuren greifen in den Arachidonsäurestoffwechsel des Menschen ein. Bei diesem Stoffwechsel entstehen unter anderem überaktive Leukotriene, die rheumatische Entzündungsprozesse in Gang setzen und die Reizschwelle der Schmerzfühler nach unten schrauben, sodass man schmerzempfindlicher wird. Und genau die Ausbildung dieser Leukotriene wird durch Weihrauchharz blockiert.

MSM und Weihrauch besitzen also beide ihre spezifischen Wirkungen auf rheumatische Schmerz- und Entzündungsprozesse. Man kann aber auch davon ausgehen, dass MSM als Wirkstoff-Booster dazu beiträgt, dass die Boswelliasäure der Heilpflanze besser am betroffenen Gelenk zur Entfaltung kommt.

senkt es die Spannung in den zumeist schmerzhaft verspannten Muskeln im Umfeld des betroffenen Gelenks. Dadurch gehen die Patienten weniger in die Schonhaltung, die mittlerweile als wesentlicher Motor für Arthrose gesehen wird, weil sie die Fehlbelastung in den geschädigten Gelenken verstärkt.

Eingeleitet wird eine Arthrose jedoch oft durch Arthritis, also eine intensive Entzündung am Gelenk. Sie wird unter anderem durch sogenannte pro-inflammatorische Enzyme »unterfüttert«: IL-1β (Interleukin-1β) und TNF-α (Tumornekrosefaktor-α). Sie haben die verhängnisvolle Eigenschaft, am Knorpel wie ein Aufweichmittel zu wirken, und dadurch beschleunigen sie seinen Auflösungsprozess. Von MSM ist nun wiederum bekannt, dass es diese beiden enzymatischen

Knorpelfresser blockiert, mit der Folge, dass neben der Entzündung auch der Gelenkschaden nicht mehr fortschreiten kann.

In einer Studie des Universitätshospitals im italienischen Bari verordnete man 60 Patienten mit Kniearthrose eine Tagesdosis von 5 Gramm MSM und 7,2 Milligramm der vom Weihrauch stammenden Boswelliasäure, oder aber ein wirkstofffreies Placebo-Medikament. Die Boswellia-MSM-Gruppe konnte nach 2 Monaten ihren Schmerzmittelkonsum von durchschnittlich 0,6 auf 0,2 Tabletten reduzieren, nach einem halben Jahre lag die Dosis sogar nur noch bei 0,1 Prozent. Sie klagten zwar weiterhin unter Schmerzen, doch offenbar zwangen diese sie nicht mehr so stark zur Einnahme von Schmerzmedikamenten wie zuvor.

Der Handel hat mittlerweile Kombi-Produkte aus MSM und Boswelliasäure im Angebot. Man kann die beiden Mittel aber auch selbsttätig miteinander vermischen, als Orientierung sollte das von den italienischen Forschern verwendete Mischverhältnis dienen.

Eine weitere Einsatzmöglichkeit besteht darin, dass Sie sich im ethnobotanischen Fachhandel den sogenannten Luban-Weihrauch besorgen. Hierbei handelt es sich um einen gelben Weihrauchharz aus Äthiopien, den man gut kauen kann. Dieser hat ein erfrischendes, an Zitrone und Minze erinnerndes Aroma und wirkt angenehm beruhigend.

Dosierung: Dreimal täglich einen Teelöffel Kau-Weihrauch zusammen mit 2 Gramm MSM-Pulver langsam im Mund zerkauen.

Brüchige Fingernägel und Haare

Symptome

▷ Die Haare sind dünn und strohig, die Fingernägel brüchig und wenig belastungsfähig.

Ursachen

Die möglichen Ursachen brüchiger Fingernägel und Haare können vielfältig sein. Sie können während der Wechseljahre auftreten, bei Eisen- und Vitaminmangel sowie als Nebenwirkung von Medikamenten. Haare und Nägel bestehen aber auch aus Kreatin, in dem sogenannte Disulfidbrücken den Proteinen ihre dreidimensionale Struktur geben. Diese Konstruktion funktioniert nur mit reichlich Schwefel, und wenn nicht ausreichend zur Verfügung steht, können Haare und Nägel ebenfalls brüchig werden.

So hilft MSM

Patienten, die wegen ihrer Schmerzen MSM erhalten haben, berichten oft davon, dass dadurch auch ihre Haare und Nägel fester und robuster geworden sind. »Gerade von weiblichen Patienten wird dies immer wieder als – wohlgemerkt erwünschte – Nebenwirkung erwähnt«, betont Ronald Lawrence, Gründungsmitglied der *American Association for the Study of Pain.* Was nicht weiter erstaunlich ist, da MSM den Organismus mit dem wichtigen »Hand- und Nägelmi-

Das nehmen Ihnen Ihre Nägel übel

Übertriebene Nagelpflege Normalerweise ist das Nagelbett recht gut versiegelt und vor Bakterien geschützt. Pilzbefall, starke Beanspruchung (z. B. durch Geschirrspülen) oder falsche bzw. übertriebene Nagelpflege sorgen jedoch für Verletzungen, die den Parasiten den Zugang erleichtern.

Nägelkauen Nervöse Nägelkauer und Nägelknibbler schädigen leicht Nagelsubstanz und Nagelbett, sie sind überdurchschnittlich häufig von Nagelbettentzündungen betroffen.

Manipulationen an der Nagelhaut Nicht wenige Frauen schieben das Nagelhäutchen aus Gewohnheit oder Nervosität ständig nach hinten oder schneiden es sogar einfach ab. In der Folge kommt es zu einem krankhaften Dickenwachstum der Nagelhaut und zu Entzündungen am Nagelbett. Langfristig zeigen sich auch an der Nagelsubstanz deutliche Veränderungen wie Rillen, Verdickungen und Deformierungen.

Falsche Ernährung Zu wenig Calcium, dafür zu viel Alkohol, Koffein, Nikotin, gesättigte Fettsäuren (Fleisch, Wurstwaren, Süßigkeiten), Phosphat (Schweine- und Rindfleisch, Wurstwaren, Schmelzkäse sowie Cola- und Limonadengetränke), durch die die Calciumaufnahme blockiert wird.

neral« Schwefel versorgt. Viele Patienten erzählen auch davon, dass dadurch ihre Haare und Nägel schneller wachsen. Das wiederum kann im einen oder anderen Fall auch als negativ empfunden werden. Denn es bedeutet nicht nur, dass man Haare und Nägel öfter schneiden muss, sondern auch, dass Tönungen und Färbungen schneller aus den Haaren herauswachsen. Modebewusste Damen sollten dies bedenken.

Rabiate Diagnose

Letztliche Diagnosesicherheit gibt eine Blasenspiegelung mit gleichzeitiger Überdehnung der Harnblase. Diese wird unter Vollnarkose ausgeführt. Beim Ablassen des Füllmediums bricht die Blasenschleimhaut auf und daraufhin kann es mehr oder weniger stark zur Blutung kommen. Dieses »Mucosal cracking« ist typisch für die Erkrankung.

Chronische Blasenentzündung

Symptome

- Ständiger Harndrang; dreißig Toilettengänge am Tag und mehr sind keine Seltenheit – und die Erleichterung danach hält nur kurze Zeit an.
- Immer wieder heftigste Schmerzen, die in Darm, Beckenboden, Genitalien und in den ganzen Unterleib ausstrahlen können. Die Schmerzen werden von Betroffenen als scharf, spitz und stechend beschrieben.
- Gestörte Nachtruhe, weil es immer wieder zu Harndrang kommt.

Ursachen

Vermutlich entwickelt sich die interstitielle Blasenentzündung aus einer Infektion. Neun von zehn Patienten sind Frauen, weil ihre Harnwege kurz sind und potenzielle Keime dadurch relativ leicht von draußen bis zur Harnblase gelangen.

Bei der interstitiellen Zystitis sind die tieferen Zwischenräume in der Blasenwand verändert und entzündet, dabei spielt offenbar die Schleimhaut der Harnblase eine wichtige Rolle. Man vermutet, dass ihre schützende Glykosaminoglykan-(GAG)-Schicht defekt ist, sodass aggressive Stoffe aus dem Harn direkt in Kontakt mit der Blasenwand kommen und chronische Entzündungsprozesse anstoßen. In der Folge verspannt sich die Blasenmuskulatur, was als Hauptursache der starken Schmerzen gilt.

So hilft MSM

DMSO und das aus ihm verstoffwechselte MSM gelten als »wasseraffin«, das heißt, sie fühlen sich unwiderstehlich von Gewebestrukturen mit hohem Wassergehalt angezogen, wie es auch in der Blasenwand zu finden ist. Dadurch können sie dort optimal ihre entzündungshemmende Kraft entfalten.

DMSO wurde bereits Mitte der 1970er-Jahre von der US-amerikanischen Zulassungsbehörde FDA (Food and Drug Administration) als Medikament gegen die interstitielle Zystitis, also die chronische Blasenentzündung zugelassen. Den Ausschlag dafür gab eine Studie, in der die Schwefelverbindung praktisch alle bis dahin zur Verfügung stehenden Arzneimittel zur Behandlung der Krankheit ausgestochen hatte. Sie führte in 60 Prozent aller untersuchten Fälle zu einer guten bis sehr guten Besserung der Schmerzen und anderer Symptome, was bei der interstitiellen Zystitis und ihrer Therapieresistenz geradezu als überragend eingestuft werden muss. Die Anwendung erfolgte über einen Katheder, mit dem das verdünnte DMSO über die Harnwege in die Blase gebracht wurde.

30 Jahre später entdeckte Stacy Childs von der *University of Alabama* in einer Studie, dass auch MSM zur Behandlung der chronischen Blasenentzündung taugt. Seine therapeutischen Effekte seien mit DMSO vergleichbar. Doch Nebenwirkungen, wie etwa der unangenehme Geruch und auch das Stechen, das beim Einkathedern von DMSO in die entzündete Blase entstehen kann, seien bei MSM nicht zu erwarten. Stacy Child betreibt mittlerweile eine Urologie-Praxis in Cheyenne.

Wie Stanley Jacob von der *Oregon Health & Science University* in Portland betont, hilft MSM in vielen Fällen auch dann bei der chronischen Blasenentzündung, wenn man es nicht durch einen Katheder verabreicht, sondern in drei Tagesdosen von 2 bis 3 Gramm oral einnimmt. Denn der Wirkstoff wird bekanntlich gut vom Körper aufgenommen.

»Außerdem zeigt die klinische Erfahrung, dass viele Patienten mit interstitieller Zystitis auch andere körperliche Probleme und Entzündungen an anderen Stellen des Körpers haben«, erklärt Jacob. Es mache daher Sinn, ihr Leiden systemisch, also den ganzen Körper betreffend, anzugehen. Und das ginge deutlich besser, wenn MSM geschluckt und über den Verdauungstrakt sowie Blutkreislauf im Organismus verteilt wird.

Gastritis

Symptome

- In leichteren Fällen: Sodbrennen, Völlegefühl (obwohl nichts gegessen wurde), Aufstoßen, Appetitlosigkeit.
- In schweren Fällen: Schmerzen im Oberbauch, außerdem Magenkrämpfe, Durchfall, Blähungen und Verstopfungen. Nach stärkerem Alkoholgenuss besteht die Neigung zum Erbrechen.

Die Symptome der Gastritis ähneln stark denen des sogenannten »Reizmagens«. Sie sind daher für den Betroffenen aber auch für viele Ärzte nicht leicht unterscheidbar. Die Behandlung der beiden Erkrankungen erfordert jedoch ähnliche Maßnahmen, sodass eine exakte Absicherung der Diagnose in diesem Falle entbehrlich ist.

Ursachen

Wissenschaftliche Untersuchungen lassen keinen Zweifel mehr daran, dass ein Mikroorganismus namens Helicobacter pylori an der Entstehung von Magenschleimhautentzündungen beteiligt ist. Oft lebt er jedoch in unseren Mägen, ohne irgendeinen Schaden anzurichten. Ob er wirklich zum Krankheitserreger wird oder nicht, hängt vom Säuremilieu im Magen und vom Zustand des Immunsystems ab.

Hierbei spielt wiederum die Psyche eine wichtige Rolle. So treten Magengeschwüre und Gastritis überdurchschnittlich häufig bei Menschen auf, die ihren Wohnort verloren oder gewechselt, oder die ihren Partner oder eine andere nahestehende Bezugsperson verloren haben. Berufliche Veränderungen, vor allem, wenn sie mit einer Zunahme der Verantwortung gekoppelt sind, fördern ebenfalls Magenentzündungen.

So hilft MSM

Als effektiver Entzündungshemmer und Antioxidans scheint MSM wie geschaffen für die »Reparaturarbeiten« an einer geschädigten Magenschleimhaut. Und tatsächlich belegt eine aktuelle Studie der *Ardabil University of Medical Sciences* dieses Einsatzgebiet. Die iranischen Forscher konfrontierten die Magenwandzellen von Labor-

Rauchen und Alkohol Nein – Kaffee Ja!

In den USA leiden 40 Prozent und in Deutschland mindestens 20 Prozent unter ständig wiederkehrendem Sodbrennen, auch Reflux genannt. Bei dieser Erkrankung fließt Mageninhalt zurück in die Speiseröhre. Oft helfen hier schon Ernährungsumstellungen: weniger späte und opulente Speisen, weniger Alkohol. Auch der Verzicht aufs Rauchen kann einen therapeutischen Durchbruch bringen, denn Zigarettenteer reizt den Eingang der Speiseröhre und Nikotin schwächt den Schließmuskel, durch den sie vom Magen getrennt wird. Laut einer holländischen Studie steigert ein Rauchstopp die Chance auf einen Rückgang der Refluxsymptome aufs Doppelte. Der Verzicht auf Kaffee bringt hingegen nichts. Der beliebte Muntermacher baut sogar – vermutlich aufgrund seiner Gerbstoffe – einen gewissen Schutz vor Sodbrennen auf.

Vorsicht vor Diäten!

In der Therapie der Gastritis kursieren recht viele Diäten. Doch nur die wenigsten taugen etwas, viele richten sogar mehr Schaden als Nutzen an. So ist beispielsweise die übliche Magenschonkost aus Eiern und Milchprodukten genau das Falsche. Milch vermag zwar unmittelbar nach ihrem Genuss die Magensäuren zu neutralisieren, doch bereits 20 Minuten später gibt sie Calcium-Ionen an die Magenwände ab, was wiederum zu einer Steigerung der Säureproduktion führt.

mäusen kurzfristig mit einem ätzenden Gemisch aus Äthanol und Salzsäure, wobei einigen Tieren auch noch 200 bzw. 400 Milligramm pro Kilogramm MSM verabreicht wurden. Die mit MSM behandelten Tiere zeigten deutlich bessere Glutathion- und Catalasewerte, was ein deutlicher Hinweis darauf war, dass im Organismus antioxidative Vorgänge angesprungen waren. Umgekehrt zeigten sich deutlich weniger Entzündungsmerkmale und mikroskopische Schäden an ihren Magenwänden. Die beschriebenen Effekte waren unabhängig von den MSM-Dosierungen, die beide ohnehin schon sehr hoch angesetzt waren.

Bleibt die Frage, was diese Studienergebnisse für die konkrete Anwendung am Menschen bedeuten. Klar ist, dass MSM auch bei uns die Magenwände schützt, denn diese sind fast identisch mit denen von Mäusen. Ob man natürlich die gleiche Dosierung ansetzen muss, ist fraglich. Im Labor wählen Wissenschaftler gerne sehr hohe

Dosierungen, um neben der Wirkung des getesteten Mittels auch seine Verträglichkeit mit einem Überdosis-Zuschlag überprüfen zu können, der ja in der alltäglichen Anwendung immer wieder vorkommen kann. In dieser Hinsicht wurde bei den MSM-Mäusen nichts Außergewöhnliches beobachtet. Sie vertrugen das Mittel auch in hoher Dosis sehr gut.

Doch 200 Milligramm pro Kilogramm bedeuten im Hinblick auf den Menschen, dass eine 60 Kilogramm schwere Frau 12 Gramm und ein 80 Kilogramm schwerer Mann sogar 16 Gramm davon einnehmen müssten.

Das erscheint sehr hoch, auch wenn man es noch als sicher einstufen kann. In der ärztlichen Anwendung von MSM geht man praktisch nie über 5 Gramm pro Tag hinaus, und das sollte man auch bei der Behandlung von Gastritis berücksichtigen.

Hautausschläge

Symptome

Die meisten Hautausschläge gehören entweder zur Dermatitis oder zur Nesselsucht (Urtikaria).

- Die Dermatitis zeigt sich im akuten Stadium als juckende, nässende, gerötete Entzündung der Haut, und im chronischen Stadium als eine weniger gerötete, trockenere Entzündung der Haut. Typische Stellen für ihre Ausschläge sind: Knie- und

Weit verbreitete Volkserkrankungen

Die atopische Dermatitis tritt meist schon im Säuglings- und Kleinkindalter auf. In 60 Prozent der Fälle beginnt die Erkrankung bereits im 1. Lebensjahr, in 87 Prozent innerhalb der ersten 5 Lebensjahre. In Deutschland leiden mehr als 10 Prozent aller Kinder an Dermatitis. Sie gehört damit zu den häufigsten chronischen Erkrankungen im Kindesalter.
Auch die akute Urtikaria ist sehr häufig, schätzungsweise durchlebt jeder vierte Mensch mindestens einmal in seinem Leben eine urtikarielle Episode. An chronischer Nesselsucht leiden allein in Deutschland 800 000 Menschen.

Ellenbeuge, Leistengegend, auf der Fußsohle, am Kinn, im Nacken. Sie verleiten die Betroffenen zum tiefen und ausdauernden Kratzen, sodass es oft zu Blutungen kommt. Oft werden die Beschwerden von einer Infektion begleitet, seltener von einer Allergie.

- Die Nesselsucht zeigt sich durch hellrote, linsen- bis münzgroße Quaddeln, die sich binnen weniger Minuten entwickeln können und stark jucken. Die Beschwerden sind oft tageszeitlichen Schwankungen unterworfen. So leidet die Hälfte der chronischen Urtikariapatienten vor allem nachts unter ihrem quälenden Juckreiz, mit der Folge, dass als zusätzliches Symptom auch noch eine gestörte Schlafruhe mit all ihren Folgen hinzukommt. Im Unterschied zu den Dermatitispatienten geht das Kratzen der Urtikariapatienten nicht in die Tiefe. Blutende Hautverletzungen sind daher bei ihnen eher selten anzutreffen.

Ursachen

Hauptsächliche Ursache der Dermatitis sind Allergien, die durch Entzündungsbotenstoffe wie Histamine und IL-6 angeschoben werden. Psychischer Stress kann die Symptome verstärken. Oft leiden weitere Familienmitglieder an allergischen Erkrankungen, was für eine starke genetische Komponente spricht.

Aufgrund von Familien- und Zwillingsstudien wird der Einfluss des Erbguts auf 60 bis 70 Prozent geschätzt. Dabei scheinen jedoch diverse Gene mitzuspielen. So ist das Risiko eines Kindes für Ekzeme deutlich erhöht, wenn ein Elternteil oder beide Eltern Allergiker sind. Es ist aber noch höher, wenn die Eltern zudem selbst an Dermatitis leiden.

Die Identifizierung von Allergie-Genen könnte also Aufschluss darüber geben, warum manche Menschen an Neurodermitis erkranken, während andere ein allergisches Asthma bronchiale entwickeln.

Der Juckreiz der Urtikaria wird durch hyperaktive Mastzellen ausgelöst, die zu große Mengen an entzündungsauslösenden Histaminen freisetzen. Die Gründe für diese Hyperaktivität bleiben oft im Dunkeln.

Nur in Einzelfällen lassen sich konkrete Allergien oder Nahrungsunverträglichkeiten nachweisen. Jüngere Studien weisen allerdings darauf hin, dass bei 30 bis 50 Prozent der Patienten eine Autoimmunstörung vorliegt, dass also ihre Mastzellen durch körpereigene Eiweiße aktiviert werden.

Jucken durch Obst und Gemüse

Menschen mit juckenden Hautausschlägen beklagen oft, dass sich ihre Beschwerden nach dem Verzehr von Obst und Gemüse verschlimmern. In Verdacht geraten dann schnell die Pestizidreste der konventionellen Agrarprodukte. Dabei hat das Jucken oft einen anderen, natürlichen Grund: nämlich die Salicylate. Besonders große Mengen dieser Pflanzenstoffe findet man in frischen Aprikosen, Himbeeren, Kirschen und Orangen sowie Endivien, Gurken, Oliven, Tomatenmark, Erdnüssen, Mandeln, Honig und einigen Gewürzen. In einer Studie der Berliner Charité reagierten deutlich mehr Urtikariapatienten auf Tomatenpüree als auf Farb- und Konservierungsstoffe. Für sie kann daher eine salicylatreduzierte Diät – mit einer Reduktion der oben genannten Nahrungsmittel – sinnvoll sein; vor allem dann, wenn bereits eine Unverträglichkeit gegenüber ASS-Medikamenten (enthalten Acetylsalicylsäure) festgestellt wurde. Grundsätzlich gilt, dass vor allem unreifes und ungeschältes Obst und Gemüse viele Salicylate enthalten.

Dermatitis- und Urtikariapatienten sollten also ihre vegetarischen Nahrungsmittel nur reif und geschält verzehren.

So hilft MSM

MSM konnte im Labor nachweisen, dass es Entzündungsbotenstoffe wie IL-6 und die Histamine blockieren kann. Als Schwefelspender fördert es zudem die Bildung von Keratin, das als Strukturprotein eine Schlüsselrolle im Aufbau der Oberhaut spielt. Eine Tagesdosis von 5 Gramm MSM – aufgeteilt auf zwei Portionen – lindert die Entzündungen in der Haut und macht sie gegenüber Umweltreizen robuster. Zusätzlich kann man zur Nacht eine MSM-Lotion auftragen.

Bisher existieren zwar keine klinischen Studien zur Anwendung von MSM bei Urtikaria und Dermatitis, aber sehr wohl zu seinem Einsatz bei Rosazea, die unter einer 4-wöchigen Behandlung deutlich zurückging. Diese Hauterkrankung beginnt meistens im Alter von 30 bis 40 Jahren und zeigt sich durch fleckenförmige, teils schuppende Rötungen sowie Schwellungen der Gesichtshaut, ebenso durch entzündliche Papeln und Pusteln. Später können insbesondere bei Männern auch knollenartige Wucherungen der Nase entstehen, die oft – wenig schmeichelhaft – als Knollen-, Blumenkohl- und Kartoffelnase, oder sogar als »Säufernase« bezeichnet werden. Tatsächlich können alkoholhaltige Getränke die Symptome der Erkrankung verstärken, sie aber nicht auslösen. Ihre Ursachen liegen hauptsächlich in den Genen.

Mittlerweile haben Wissenschaftler bei Rosazeapatienten eine Überaktivierung der Mastzellen und eine Überempfindlichkeit auf die Histamine gefunden, die von diesen Immunzellen ausgeschüttet werden. Das bietet eine schlüssige Erklärung dafür, warum MSM als Histamin-Blocker in der Rosazea-Studie so erfolgreich war und man ihm auch große Chancen in der Therapie von Nesselsucht und Dermatitis einräumen kann.

Heuschnupfen

Symptome

- Der Heuschnupfen tritt jedes Jahr zur selben Zeit auf, meist in den Frühjahrs- und Sommermonaten.
- Er kündigt sich durch Nasen- und/oder Augenjucken an. Die von betroffenen Kindern häufig durchgeführte Handbewegung von der Oberlippe aufwärts zur Nasenspitze wird gern als »allergischer Gruß« bezeichnet.
- Später tropft dann die Nase, die Flüssigkeit ist meist dünn und klar. Oft kommt es zu lang anhaltenden Niesattacken. Die Augen sind gerötet und stehen meist unter Tränenwasser.

Ursachen

Auslöser des Heuschnupfens sind neben Gräserpollen die Pollen von Bäumen, Sträuchern und Kräutern. Zwischen Februar und April dominieren Frühblüher wie Erle, Hasel und Birke, von Mai bis Juni lassen Gräserpollen die Nasen tropfen, und im Spätsommer und frühen Herbst ist es der Staub von Beifuß, Spitzwegerich und anderen Kräutern, der dem Allergiker zusetzt.

Nichtsdestoweniger ist der Heuschnupfen keinesfalls typisch für ländliche Regionen mit intensivem Pollenflug, in Städten kann er sich sogar besonders stark entwickeln. Zwischen Häusern und Straßen wachsen zwar weniger Bäume und Gräser, doch dafür machen die Luftschadstoffe den Blütenstaub aggressiver. Wissenschaftler der Technischen Universität München verglichen die Pollen von Großstadtbirken mit denen von Bäumen, die jenseits des Straßenverkehrs in freier Natur standen. Das Ergebnis: Der durch Schadstoffe belastete »städtische« Blütenstaub setzte dreimal so viele Allergene frei. Ganz zu schweigen davon, dass Großstadtsmog auch die Schleimhäute reizt und die Immunabwehr in einen permanenten Alarmzustand versetzt.

Wie bei allen allergischen Erkrankungen spielt beim Heuschnupfen auch das Erbgut mit. Kinder, deren Elternteile beide Pollenallergiker sind, haben eine Wahrscheinlichkeit von 80 Prozent, dass sich bei ihnen ein Heuschnupfen entwickelt.

So hilft MSM

Im Jahre 1983 beschrieb der Tierarzt John Metcalf in der Veterinärzeitschrift *Equine Veterinary Data*, wie er auf MSM als Mittel gegen Allergien gestoßen war. Angefangen hatte es damit, dass er MSM zur Therapie von gelenkkranken Pferden einsetzen wollte. Also durchstöberte er die wissenschaftliche Literatur zu dem Stoff. Dabei stieß er auf Studien, wonach MSM seine entzündungshemmende Wirkung vor allem seiner Eigenschaft verdankt, zwei Botenstoffe zu hemmen: nämlich Histamin und IL-6. Als Mediziner wusste Metcalf, dass diese beiden Substanzen auch bei Allergien eine Schlüsselrolle spielen. Und weil er schon seit vielen Jahren unter diversen Allergien litt, die er

Nur selten allein

Die Pollenallergie kommt oft im Verbund mit anderen Erkrankungen. So können Neurodermitis, Heuschnupfen und Asthma gemeinsam, nacheinander oder abwechselnd bei ein und derselben Person auftreten. Etwa 40 Prozent aller Kinder mit Heuschnupfen haben auch ein Hautekzem. Viele Heuschnupfenpatienten haben zudem eine Kreuzallergie auf bestimmte Nahrungsmittel. So kann jeder zweite keinen Apfel mehr essen, weil ihm gleich darauf die Zunge anschwillt, die Mundschleimhaut brennt und juckt. In einer Studie der Universitätsklinik Leipzig gaben fünfzehn von fünfzig Birkenpollenallergikern an, beim Verzehr von Soja schon einmal eine heftige Spontanreaktion ihres Immunsystems erlebt zu haben. Soja wird in vielen Lebensmitteln als Zusatz verwendet und ist oft Hauptzutat in veganen Lebensmitteln, also Produkten, die frei von tierischen Zutaten sind. Wer ein Kind mit Birkenpollenallergie hat, sollte daher in besonderem Maße auf die Verpackungsaufschriften achten. Das gilt auch bei Säuglingen: Babys, die nicht gestillt werden können, aber aus einer Allergikerfamilie stammen, sollten kein sojahaltiges Produkt bekommen. Allergien darauf sind häufig.

mehr schlecht als recht mit den üblichen Antihistaminika in den Griff bekam, beschloss der Tierarzt, MSM an sich selbst auszuprobieren.

Als Dosis wählte er zweimal 1 Gramm pro Tag, um erst einmal vorsichtig heranzugehen. Schon wenige Tage später bemerkte er eine deutliche Besserung. Egal, ob Pollen, Hausstaub oder Tierhaare – die zum Teil dramatischen Reaktionen blieben aus oder sie liefen deutlich gedämpfter ab. Doch Metcalf war Wissenschaftler genug, um skeptisch zu bleiben. Schon öfter waren Naturheilmittel als Option im Kampf gegen Allergien gefeiert worden, um sich am Ende als wirkungslos herauszustellen. Also setzte er das Mittel ab und kehrte zu seiner ursprünglichen Antihistaminika-Therapie zurück. Es dauerte wiederum nur wenige Tage – und die allergischen Reaktionen kehrten mit unverminderter Härte zurück. »Seitdem nehme ich wieder meine 2 Gramm MSM pro Tag«, so Metcalf. Er sei zwar nicht geheilt, komme aber bestens mit seinen Allergien klar.

Gerade Arthritispatienten berichten oft über allergische Probleme wie Heuschnupfen, was nicht weiter überraschend ist, da beide Krankheitsbereiche durch eine Überaktivität des Immunsystems gekennzeichnet sind.

Dazu passt, dass viele allergische Arthritiker, sofern sie MSM wegen ihrer Schmerzen einnehmen, auch über Verbesserungen ihrer allergischen Symptome berichten. Denn das Mittel dämpft genau jene Botenstoffe, die bei Überreaktionen des Immunsystems eine Schlüsselrolle spielen.

Der US-Mediziner Stanley Jacob berichtet: »Nach vielen Jahren, in denen ich Schmerzpatienten mit MSM behandelt habe, stellt sich immer mehr heraus, dass dieses Mittel auch eine schnelle Hilfe bei Allergien bietet.«

Eine Studie des *Genesis Center for Integrative Medicine* im US-amerikanischen Graham bestätigt diese Einschätzung. Die Wissenschaftler verabreichten 50 Heuschnupfenpatienten 30 Tage lang

2600 Milligramm MSM pro Tag, wobei jeweils am 7., 14., 21. und 30. Anwendungstag die aktuellen Symptome aufgezeichnet wurden. Schon am 7. Tag zeigten sich deutliche Besserungen beim Fließschnupfen und den Atembeschwerden.

Nach Ablauf der kompletten Studiendauer berichteten die Probanden von einer deutlichen Besserung praktisch aller Symptome und ihrer Leistungsfähigkeit im Alltag. Interessanterweise zeigten die Patienten jedoch kaum Änderungen in ihren immunspezifischen Laborwerten wie etwa Immunglobulin E und den Histaminen. Was dafür spricht, dass MSM die Symptome vor allem deshalb verbessert, indem es den Körper weniger auf die entzündungsfördernden Boten-

Nach Antibiotika die Darmflora aufbauen!

Mikrobiologen der Universität Michigan entdeckten, dass häufiger Antibiotika-Konsum das Risiko für Atemwegsallergien erhöht. Der Grund: Die Medikamente zerstören die Darmflora, die im Immunsystem als »immunologischer Erkennungsdienst« fungiert. Gelangen dann Fremdkörper in die Atemwege, stoßen sie auf ein relativ unvorbereitetes Immunsystem, das zu Überreaktionen neigt. Die Wissenschaftler empfehlen daher, nach einer Antibiotika-Therapie generell einen Aufbau der Darmflora durchzuführen. Dazu dienen nicht nur probiotischer Joghurt und Kefir mit den enthaltenen Milchsäurebakterien, sondern auch Nahrungsmittel mit einem hohen Anteil an Polyphenolen, weil diese Stoffe als Basis für die Darmflora dienen. Einen hohen Anteil an Polyphenolen haben Cystus-, Rotbusch-, Jasmin- und Grüntee sowie Roggenvollkorn und die meisten Kohlsorten.

stoffe ansprechen lässt. Sie werden also noch genauso ausgeschüttet wie zuvor, doch sie können durch MSM nicht mehr die gleiche Wirkung erzielen. Interessant ist auch, dass der Veterinärmediziner Metcalf und die Forscher vom Genesis Center mit ähnlich niedrigen Dosierungen arbeiten, nämlich unter 3 Gramm pro Tag. Wer also einen MSM-Versuch gegen seine Pollenallergie unternehmen will, sollte sich daran orientieren.

Karpaltunnelsyndrom

Symptome

- Taubheit und Schwäche von Daumen-, Zeige- und Mittelfinger.
- Die Hand »kribbelt«, in schweren Fällen kommt es zu starken Schmerzen, die bis in die Schulter ausstrahlen können und in der Nacht besonders stark sind.

Ursachen

Hauptursache des Karpaltunnelsyndroms ist eine Verengung des sogenannten Handwurzelkanals, durch den die Nervenfasern zu den Fingern verlaufen. Diese Verengung wird wiederum ausgelöst durch Ödeme (Wasseransammlungen) im Bereich des Handgelenks, die zu den typischen Begleitsymptomen von Übergewicht und Stoffwechselstörungen, aber auch von einer Schwangerschaft gehören. Zu den weiteren Auslösern der Erkrankung zählt das längere und wiederholte Arbeiten mit gebeugten Fingern bei angewinkeltem Handgelenk, da auch hierdurch der Handwurzelkanal verengt wird und es zu einer Druckerhöhung an den Fingernerven kommt.

So hilft MSM

MSM lindert laut Erfahrungsberichten von Physiotherapeuten, Ärzten und Patienten ein Karpaltunnelsyndrom in etwa 70 Prozent der Fälle, was in Anbetracht der Hartnäckigkeit dieser Erkrankung durchaus beachtlich ist. Manchmal kommt die Besserung umgehend, mitunter aber auch erst nach mehreren Wochen, man sollte also nicht ungeduldig abbrechen, sofern sich in den ersten Tagen nichts tut.

MSM lindert die Entzündung und damit auch die Schwellung im Karpaltunnel, sodass weniger Druck auf dem eingeklemmten Nerv lastet, und es unterdrückt die Weiterleitung in den afferenten Schmerzleitungen. Als Dosierung empfiehlt sich eine Dosis von 1500 Milligramm täglich, verteilt auf zwei Portionen. Zusätzlich kann auch zweimal pro Tag die Anwendung einer MSM-Creme erfolgen.

Was ist eigentlich der Karpaltunnel?

Der Karpaltunnel (auch Karpalkanal genannt) liegt zwischen den Handwurzelknochen und dem darüberliegenden Karpalband. Durch ihn laufen verschiedene Sehnen und Blutgefäße sowie der Medianus-Nerv, der für Empfindungen an Daumen, Zeige- und Mittelfinger zuständig ist. Außerdem ist er für die Steuerung bestimmter Hand- und Fingermuskeln verantwortlich.

Krebsvorsorge

Symptome, die auf eine Krebserkrankung im Frühstadium hinweisen können

- Schorfige Krusten oder Geschwüre, die nicht innerhalb von 3 Wochen abheilen.
- Hautflecken oder Muttermale, die ständig größer werden, bluten oder jucken.
- Ein Knoten oder eine Schwellung unter der Haut.
- Chronische Schluckbeschwerden.
- Länger andauernde Heiserkeit.
- Länger anhaltender Husten.
- Husten mit blutigem Auswurf.
- Veränderungen im Stuhl, vor allem eine blutrote Verfärbung.
- Zwischenblutungen nach der Menopause.

Alle genannten Symptome können auch eine andere Ursache als Krebs haben, zur Absicherung der Diagnose ist daher in jedem Fall der Arzt aufzusuchen.

Ursachen

Eine wesentliche Rolle bei der Entstehung von Krebs spielen freie Radikale. Sie kommen hervor, wenn unser Körper mit aggressiven Chemikalien konfrontiert wird, wie etwa Tabakqualm, Smog und Pestiziden. Oder wenn er aggressiv bestrahlt wird, wie es etwa beim Röntgen oder einem ausgiebigen Sonnenbad der Fall ist. Dann kommt es zu chemischen Reaktionen, in deren Folge freie Radikale gebildet werden, in deren Hülle ein Elektronendefizit herrscht. Sie bedienen sich daraufhin – zum Ausgleich ihres Mangels – an den Elektronen von anderen Atomen und Molekülen, was zu Veränderungen am Erbgut führen kann, in deren Folge entartete Zellen entstehen, also Zellen, die nicht mehr ihre ursprüngliche Funktion in einem Gewebe erfüllen, sondern aus der Reihe tanzen: Es kommt zum Krebsgeschwür oder bösartigen Tumor.

Gründe genug also, die freien Radikale unter Kontrolle zu bekommen. Hier – aber auch an anderen Stellen der Tumorentstehung – kann MSM wertvolle Hilfe leisten.

So hilft MSM

Die Schwefelverbindung unterdrückt die Bildung von freien Radikalen aus den Mitochondrien, also den Energiekraftwerken der Zelle. Außerdem unterdrückt es entzündungsfördernde Botenstoffe wie TNF-Alpha, die ebenfalls als ergiebige Radikalbildner eingeschätzt werden. Umgekehrt fördert MSM hingegen die Arbeit des Tumorsuppressors p53, der als »Wächter des Erbguts« schadhafte Gene daran hindert, sich weiter zu verbreiten. Im Labor konnte zudem nachgewiesen werden, dass MSM die sogenannte Apoptose der Krebszellen anregt. Dabei handelt es sich um eine Art »Selbstmord-Programm«, mit dem sich geschädigte oder entgleiste Zellen selbst vernichten, um den Körper vor weiterem Schaden zu schützen. Bei Krebszellen ist dieses Programm ausgeschaltet, doch durch MSM kann es wieder zum Leben erwachen.

In Laborstudien unterdrückte MSM das Wachstum von Brust-, Speiseröhren-, Magen-, Leber-, Darm-, Blasen- und Hautkrebszellen. In zwei Testreihen wurde es zudem erfolgreich mit den Krebsmedikamenten AG490 und Tamoxifen kombiniert. All das wurde freilich im Labor an eigens gezüchteten Zell-Linien ermittelt, bislang fehlen Studien zur konkreten Anti-Krebs-Wirkung am Menschen. Doch ein achtköpfiges Forscherteam unter Leitung von Jessie Satia von der University of North Carolina untersuchte mehrere Nahrungssupplemente - unter ihnen neben Fischöl auch Pflanzenextrakte und MSM – im Hinblick darauf, ob sie Krebs präventiv in seiner Entstehung unterdrücken könnten. Im Mai 2009 wurden die Ergebnisse dieser Studie in Cancer Epidemiology Biomarkers & Prevention veröffentlicht, einer Zeitschrift der *American Association for Cancer Research*. Eines der Ergebnisse: MSM halbiert das Risiko von Darmkrebs. Fischöl hat bei dieser bösartigen und heimtückischen Erkrankung nur einen geringfügig stärkeren Schutzeffekt, bei Johanniskraut ist er sogar noch schwächer.

Für die Krebsprävention reicht eine moderate Dosis von 1,5 Gramm bzw. 1500 Milligramm MSM pro Tag. Raucher beispielsweise sollten sich gut überlegen, ob sie es in ihren täglichen Speiseplan einbauen. Was aber nicht minder wichtig ist: Wer MSM beispiels-

Auch Viren und Bakterien spielen eine Rolle

Rauchen, Alkohol, Fleisch und Bewegungsmangel – meistens sind es diese vier Übel des Wohlstandlebens, die als Auslöser von Krebs genannt werden. Doch jüngere Studien zeigen: Viren und Bakterien sind mindestens genauso gefährlich. Und auch hier sind es vor allem vier Keime, die von sich reden machen: nämlich drei Viren – Hepatitis B und C (HBV und HCV) und die Humanen Papillomviren (HPV) – sowie eine Bakterie: Helicobacter pylori. Sie sind in einigen Regionen – wie südlich der Sahara – für ein Drittel aller Krebsfälle verantwortlich. Aber ihr Arm reicht sogar bis nach Mitteleuropa.

So ist jeder vierte Bundesbürger im Besitz von Helicobacter pylori. Die meisten merken jedoch nichts davon, weil ihre Magenwände mit ihm eine Art Friedenspakt schließen. Was den Keim schließlich dazu bringt, bei bestimmten Menschen die Zellteilung in den Magendrüsen anzuregen und damit bösartige Geschwüre zu provozieren, ist bis heute ungeklärt.

Noch weiter verbreitet als Helicobacter pylori sind die Humanen Papillomviren, HPV. Fast jeder Mensch wird im Laufe seines Lebens von ihnen infiziert, was sich etwa in Gestalt von Warzen zeigt. Nach aktuellem Wissensstand können jedoch 14 sogenannte »Hochrisiko-Typen« des Virus bösartige Zellwucherungen am Gebärmutterhals und an den männlichen und weiblichen Geschlechtsorganen sowie im Mund- und Rachenbereich anstoßen. In Deutschland sind 23 Prozent der 26-jährigen Frauen mit hochriskanten HPV-Typen belastet.

Wenn man nun bedenkt, dass MSM auch einen modulierenden Effekt auf die Immunabwehr hat, bietet es sich vor diesem Hintergrund als Mittel zur Krebsprävention an.

weise schon wegen seiner rheumatischen Schmerzen oder anderen Beschwerden einnimmt, darf durchaus hoffen, dass dies auch sein Krebsrisiko senkt. Was ja durchaus potenzielle Nebenwirkungen sind, die man sich gefallen lässt.

Metabolisches Syndrom

Symptome

Das Metabolische Syndrom bezeichnet unterschiedliche Krankheiten und Risikofaktoren für Herz- und Kreislauferkrankungen. Der griechische Begriff »metabolisch« bedeutet so viel wie stoffwechselbedingt. Von einem Syndrom spricht man, wenn verschiedene Symptome zur gleichen Zeit auftreten, von denen jedes eine unterschiedliche Ursache haben kann.

Zu den typischen Symptomen des Metabolischen Syndroms gehören

- Starkes Übergewicht mit meist starker Fettbildung am Bauch.
- Bluthochdruck (über 140/90).
- Erhöhter Blutzuckerspiegel (gestörter Zuckerstoffwechsel in Form einer Insulinunempfindlichkeit bzw. Insulinresistenz).
- Gestörter Fettstoffwechsel.
- Häufig verstärkte Blutgerinnung.
- Häufig leicht erhöhte Harnsäure- und Entzündungswerte.

Ursachen

Hauptauslöser des Metabolischen Syndroms sind zu wenig körperliche Bewegung und Überernährung, man spricht von einer klassischen Wohlstandskrankheit. In Deutschland leiden etwa 30 bis 35 Prozent der Bevölkerung an einem Metabolischen Syndrom, Tendenz steigend.

Hinzu kommt noch eine Dunkelziffer nicht erkannter Fälle. Männer und Frauen sind gleichermaßen betroffen. Am häufigsten entwickeln über 60-Jährige ein Metabolisches Syndrom, aber auch immer mehr Kinder und Jugendliche leiden unter der Erkrankung.

Auf die Taille achten!

Eine große Rolle für die Diagnose des Metabolischen Syndroms spielt ein erhöhter Taillenumfang. Denn für das Herz-Kreislauf-Risiko ist weniger das Ausmaß des Übergewichts als vielmehr das Fettverteilungsmuster entscheidend. Gerade das überschüssige Fett im Bauchraum und an den inneren Organen gilt als besonders gefährlich, weil dieses sehr stoffwechselaktiv ist und den Fett- und Zuckerstoffwechsel in Richtung Fettstoffwechselstörungen und Diabetes dirigiert.

Eine Messung des Bauchumfangs an der Taille gilt daher als einfacher und schneller Weg, eine erste Risikoeinschätzung für ein Metabolisches Syndrom vorzunehmen. Ein erhöhtes Risiko besteht bei Frauen ab einem Taillenumfang von über 88 Zentimetern. Bei Männern beginnt der Risikobauch bei 102 Zentimetern. In Deutschland überschreiten 30 bis 40 Prozent der Erwachsenen diese Risikoschwellen.

So hilft MSM

Forscher des *Beth Israel Deaconess Medical Center* in Boston fütterten Labormäuse 8 Wochen lang mit einer fett- und kalorienreichen Kost, wobei sie einen Teil der Tiere zusätzlich mit MSM versorgten. Am Ende hatten beide Gruppen deutlich an Gewicht zugelegt, doch in der MSM-Gruppe fiel der Zuwachs um 15 Prozent niedriger aus, obwohl sie die gleiche Kalorienmenge wie die MSM-freien Tiere verzehrt hatte. Die Schwefelverbindung hatte also nicht den Appetit der Tiere gesenkt, sondern Einfluss auf ihren Stoffwechsel genommen.

Dafür spricht auch, dass die MSM-Mäuse geringere Blutzucker- und Insulinwerte und weniger Triglyceride und Cholesterin in der Leber aufwiesen. Außerdem entwickelten sie deutlich seltener Anzeichen einer Fettleber.

Man kann die Ergebnisse einer Mäuse-Studie natürlich nicht eins zu eins auf den Menschen übertragen, aber vor dem Hintergrund, dass Mensch und Maus einen sehr ähnlichen Stoffwechsel haben, zieht Studienleiterin Ines Sousa-Lima den Schluss: »MSM besitzt Potenzial in der Prävention und Therapie von durch Übergewicht ausgelösten Stoffwechselstörungen wie etwa Diabetes Typ 2.«

Bleibt die Frage, wie MSM die beobachteten Effekte auf den Stoffwechsel ausgelöst haben könnte. Vermutlich liegt das in erster Linie an seinem entzündungshemmenden Effekt. Denn Forscher haben mittlerweile herausgefunden, dass sich gerade die Fettzellen im Bauchbereich leicht entzünden und dadurch nicht mehr genügend

Von der Insulinresistenz zu Diabetes Typ 2

Insulin ist ein Stoffwechselhormon, das verschiedene Zellen zur Aufnahme von Zucker aus dem Blut bewegt. Das klappt aber nur, wenn das Hormon durch einen Rezeptor auf der Zellwand erkannt wird. Bei Insulinresistenz ist dieser Prozess gestört: Es gelangt weniger Zucker in die Zelle, und das führt dann – zusammen mit einer verminderten Insulinfreisetzung der Bauchspeicheldrüse – dazu, dass der Blutzuckerspiegel ansteigt und sich Diabetes Typ 2 entwickelt.
Doch warum bildet sich überhaupt eine Insulinresistenz aus, warum verschließen sich die Zellen dem doch so wichtigen Stoffwechselhormon? Ein wesentlicher Faktor dabei ist das Erbgut: Genetisch belastete Personen sind etwa doppelt so häufig insulinresistent als solche, die keine Verwandten mit Typ-2-Diabetes im engeren Familienkreis haben. Doch noch bedeutsamer ist in dieser Hinsicht ein übermäßiges Fettgewebe am Bauch, weil es zunehmend Botenstoffe (dazu gehören auch Botenstoffe für Entzündungsprozesse) in den Körper entsendet, die andere Zellen davon »überzeugen«, kein Insulin mehr andocken zu lassen. Aber auch mangelnde körperliche Bewegung begünstigt die Ausbildung einer Insulinresistenz. Zum einen dadurch, dass weitere Gewichtszunahme provoziert wird. Und zum anderen dadurch, dass sich inaktive Muskelzellen ebenfalls dem Insulin gegenüber verschließen und diese Blockadehaltung – ähnlich wie die Fettzellen des Bauches – an den kompletten Körper weitergeben.
Krankheiten entwickeln sich eben immer aus Störungen im ganzen Organismus, das gilt nicht zuletzt auch für Diabetes.

auf das Stoffwechselhormon Insulin reagieren können. Diese Insulinresistenz breitet sich schließlich auf den gesamten Körper aus – was zu Typ-2-Diabetes führt. Durch MSM wird somit der Entzündungsprozess und die Ausbildung einer Insulinresistenz gestoppt.

Wie aber verhindert die Schwefelverbindung, dass sich überhaupt erst Fettzellen ausbilden können? Denn die MSM-Mäuse der Studie entwickelten ja deutlich weniger Übergewicht. Sousa-Lima vermutet, dass MSM den Energieverbrauch der Tiere angekurbelt hatte. Dies deckt sich auch mit den Beobachtungen während einer Arthritis-Studie, in der die Patienten nach einer MSM-Therapie nicht nur weniger Schmerzen hatten, sondern sich auch fitter, lebendiger und – laut eigenen Angaben – »voller Energie« fühlten.

Fazit: MSM ist vermutlich kein Zaubermittel gegen Übergewicht. Aber es beeinflusst den Stoffwechsel günstig und senkt dadurch das Risiko für ein Metabolisches Syndrom, zu dessen Symptomkomplex bekanntermaßen der Bauchspeck gehört. Und ein Versuch mit dieser gut verträglichen Substanz kann ja nicht schaden.

Als Dosis empfehlen sich 2 bis 3 Gramm pro Tag, verteilt auf zwei Portionen, die nach dem Essen verzehrt werden.

Müdigkeit und Erschöpfung

Symptome

- Abgeschlagenheit
- Gelegentlich: Burnout
- Ständiges Gähnen

- Gelegentlich: sexuelle Unlust
- Willens- und Entscheidungsschwäche
- Häufige Frustrationen
- Reizbarkeit
- Konzentrationsschwäche
- Lernschwäche
- Geistesabwesenheit

Ursachen

Hauptursache von Müdigkeit sind Überforderung, depressive Verstimmungen, Schlafstörungen und unterschwellige Infektionen. Längere Müdigkeitsphasen sind aber auch ein typisches Symptom der Wetterfühligkeit. Laut einer repräsentativen Umfrage des Deutschen Wetterdienstes klagen hierzulande über 50 Prozent der Erwachsenen über gesundheitliche Probleme im Zusammenhang mit dem Wetter. 55 Prozent von ihnen hatten mit Müdigkeit zu kämpfen.

Wer kennt nicht die berüchtigte Frühjahrsmüdigkeit? Trotzdem werden die Betroffenen oft von ihrer Umwelt und auch ihrem Arzt irgendwo zwischen Simulanten und chronischen Schwarzsehern eingeordnet, die überall ein Haar in der Suppe finden. Dabei sollte man ihr Problem durchaus ernst nehmen.

So ermittelten die Schweizer Chronobiologen Verena Lacoste und Anna Wirz-Justice, dass im Frühjahr die Zahl der Morgenmuffel um die Hälfte zurückgeht, doch dafür auch Nervosität und psychosoma-

Nicht vorschnell auf Eisen untersuchen lassen!

Sichtbar genervt von seinem Leiden, aber auch mit Hoffnung auf Hilfe betritt der Patient die Praxis seines Hausarztes und erzählt ihm, dass er sich seit etwa einem Monat »völlig erschlagen« fühle. Er sei morgens unausgeschlafen, käme kaum aus dem Bett, tagsüber drohten ihm immer wieder die Augen zuzufallen und abends schaffe er es kaum noch, einen Film bis zum Ende zu schauen. Der Mediziner stellt ein paar Fragen, doch dann wird dem Patienten auch schon Blut aus der Vene in der Ellenbeuge abgezapft. »Damit wir etwas Konkretes in der Hand haben«, so der Arzt.

Mit diesem Satz rennt er beim Patienten in der Regel offene Türen ein. Denn der leidet unter seiner Müdigkeit meistens schon mehrere Wochen oder Monate. Deswegen wird jede Ankündigung, jetzt endlich mal etwas Konkretes auf den Tisch zu bringen, dankbar angenommen. Tatsache ist jedoch: Die Blutabnahme trägt nicht unbedingt zur Klärung des Problems bei – manchmal führt sie sogar in die Irre.

So werden bei ihr in der Regel auch die Eisenwerte erhoben. Was auf den ersten Blick logisch klingt, da der Sauerstoff im Blut durch Hämoglobin transportiert wird, in dessen Zentrum ein Eisenmolekül sitzt. Von daher können niedrige Eisenwerte tatsächlich müde machen. Doch die Betonung liege eben, wie Peter Maisel als Leitlinienautor der Deutschen Gesellschaft für Allgemeinmedizin (DEGAM) betont, auf dem Wort »können«. »Es gibt auch viele Menschen mit niedrigem Eisenstatus, die keine Beschwerden haben«, so der Mediziner. Man kann diesen Status also nicht immer als hinreichende Erklärung für die Müdigkeit des Patienten heranziehen und ihn in der Folge einfach ein Eisenpräparat einnehmen lassen. Nicht selten ist der Patient daraufhin genauso müde wie vorher, und die nervtötende Suche nach den möglichen Ursachen geht wieder von vorne los.

tische Beschwerden deutlich zunehmen. Das spricht für einen hohen Erregungszustand des vegetativen Nervensystems. Und es passt zu den Berichten vieler Betroffener, die sich einerseits aufgekratzt und fahrig, andererseits aber auch motivationslos und erschlagen fühlen. »Diese Empfindungen können durchaus zwei Seiten derselben Medaille sein«, erklärt Psychiater John Sharp von der *Harvard Medical School* in Boston. Man denke nur an bipolare Störung, in der sich heftigste manische und depressive Phasen miteinander abwechseln – und am Ende nicht wenige Patienten in den Selbstmord treiben.

Wer jetzt glaubt, dass dieser Vergleich im Zusammenhang mit Frühjahrsmüdigkeit hinkt, ist auf dem Holzweg. Denn laut einer Studie der Medizinischen Universität Wien steigt die Suizidrate im März gegenüber dem Februar tatsächlich um etwa 20 Prozent an. Und sie geht erst wieder zurück, wenn der Sommer naht.

Erklärbar wird dieser Trend dadurch, dass depressive Menschen ihre Krankheit noch stärker als sonst spüren, wenn überall um sie herum das Leben erwacht und als Kontrast zu Ihrer misslichen Lebenssituation erscheint.

Auch dadurch, dass im Frühling massenweise Pollen fliegen, was bei Allergikern nicht nur psychisch, sondern auch physiologisch die Weichen auf Verzweiflung stellt. Denn ihre hyperaktive Immunabwehr produziert dann viele Interleukine – von welchen bekannt ist, dass sie Entzündungen anschieben und dadurch für Antriebsschwäche und Müdigkeit sorgen.

So hilft MSM

MSM lindert nachgewiesenermaßen Entzündungen, die mittlerweile unter Wissenschaftlern als Hauptursache für Müdigkeit und Erschöpfung gelten, was bei näherem Hinsehen auch nicht erstaunen darf. Denn eine Entzündung bedeutet, dass im Organismus etwas beschädigt ist, und das heißt wiederum, dass wir uns besser schonen sollten, da ein geschädigter Organismus weniger belastbar ist und wir unsere Kräfte zur Genesung und Heilung unseres Körpers bündeln sollten.

Aus diesem Grunde werden bei Entzündungen Botenstoffe ausgeschüttet, die über ihren Einfluss auf das Gehirn müde machen: Wir ziehen uns zurück, damit der Körper ausreichend Gelegenheit hat, sich zu erholen.

So hemmt MSM die Produktion von Interleukinen, die in unserer Muskulatur für ein Gefühl der Müdigkeit und insgesamt für Antriebsarmut sorgen. Viele MSM-Anwender berichten im Rahmen ihrer Schmerztherapie, dass sie sich nicht mehr so erschlagen fühlen und mehr Lust haben, etwas zu unternehmen.

Als Dosis empfehlen sich 2 bis 3 Gramm pro Tag, verteilt auf zwei Portionen. Achten Sie jedoch darauf, dass Sie ihre letzte Dosis mindestens 2, besser 3 Stunden vor der Nachtruhe einnehmen. Denn sonst kann es zu Einschlafstörungen kommen, was dem Heilungsprozess konträr laufen würde.

Muskelkater

Symptome

- Der »verkaterte Muskel« zeigt sich etwa 24 bis 36 Stunden nach der körperlichen Belastung.
- Typischerweise zeigt sich der Muskelkaterschmerz nicht durch punktuelles Auftreten an einzelnen Muskeln. Man hat vielmehr das Gefühl, dass er aus relativ großen Bereichen der Muskulatur kommt.
- Oft bemerkt man auch eine Schwellung des Muskels.

Ursachen

Muskelkater ist die schmerzhafte Folge von mikroskopischen Verletzungen. Diese Schäden werden durch nachgebende (exzentrische) Bewegungen (z. B. beim Skifahren, Bergabwandern und Treppensteigen) ausgelöst, ebenso durch hohe Milchsäurekonzentrationen aufgrund hoher Belastungen, ungewohnter Anstrengungen oder eines schlechten Trainingszustandes. Die betroffenen Muskelgruppen können ihre Stoffwechselprodukte dann nur noch unvollständig abtransportieren.

So hilft MSM

MSM reduziert den oxidativen Stress und die Entzündungen im Anschluss einer großen Anstrengung, außerdem versorgt es die

Müdigkeit und Stress

Der Mensch der Gegenwart läuft ständig auf Hochtouren. Zwar arbeitet er wesentlich weniger als je zuvor, doch dafür wird er in der Arbeit härter gefordert und die Beziehungen zu den Kollegen sind problematischer als je zuvor. Die Freizeit mutiert mehr und mehr zum Zwang, ständig aktiv zu sein, anstatt sich – wie es früher üblich war – einfach auf die faule Haut zu legen.

All dies bedeutet konkret: Es werden von uns haufenweise Energien gefordert, doch auf der anderen Seite haben wir nur wenig Gelegenheit, unsere Energiedepots wieder aufzufrischen. Hier sind dann Müdigkeit und Erschöpfung programmiert.

Strukturproteine der Muskelfasern mit wichtigem Schwefel. Die entsprechenden Effekte sind spürbar und auch wissenschaftlich gut dokumentiert.

In einer Studie des National College of Natural Medicine testete man MSM an 22 Läufern eines Halbmarathons. Die Ausdauersportler wurden in zwei Gruppen aufgeteilt: Die erste erhielt 3 Gramm MSM täglich an den 21 Tagen vor dem Wettkampf und an 2 Tagen danach, die Kontrollgruppe erhielt über denselben Zeitraum ein wirkstofffreies Placebo.

Die Läufer wurden 90 Minuten sowie 24 und 48 Stunden nach dem Wettkampf ausführlich zu ihrem Befinden gefragt. Dabei klagten dann die MSM-unterstützten Athleten deutlich weniger über Muskel- und Gelenkschmerzen.

In einer im Mai 2017 publizierten Studie der *University of Memphis* wählte man einen ähnlichen Untersuchungsaufbau. Diesmal wurden vierzig Sportler auf zwei Gruppen (3 Gramm MSM oder Placebo pro Tag, 28 Tage lang) aufgeteilt, die allerdings keine extreme Ausdauersportart betrieben, sondern im Kraftraum eine exzentrische Übung im Kniegelenk durchführten.

Exzentrisch heißt, dass der Muskel gegen einen Widerstand arbeitet, ihn aber nicht überwindet, sondern nachgibt, also allmählich gedehnt wird. Dazu gehört beispielsweise, langsam aus dem Stand in die Kniebeuge zu gehen; denn die Muskeln im Gesäß und in den Oberschenkeln nehmen dabei zwar Spannung auf, um die Bewegung zu dämpfen und langsam ablaufen zu lassen, doch sie überwinden keinen Widerstand (dies machen sie erst dann wieder, wenn wir uns aus der Hocke in den Stand zurückstrecken). Exzentrische Muskelarbeit gilt als größter Risikofaktor für Muskelkater. Doch dieser fällt,

Der Spätzünder

Warum kommt es zum Muskelkater erst dann, wenn die sportliche Betätigung bereits 24 bis 36 Stunden zurückliegt? Die Antwort: Die Muskelfasern haben in ihrem Inneren keine Sinneszellen, die unser Gehirn über irgendwelche Schäden informieren könnten. Die einzigen infrage kommenden Sinneszellen sitzen am Faserrand. Und diese müssen eben eine gewisse Zeit warten, bis die »Unfallnachricht« aus dem Faserinnern – z. B. in Gestalt von abtransportiertem Zellmaterial – bei ihnen angekommen ist.

Leichte Lockerung

Gegen Muskelkater hilft, die verspannte Muskulatur behutsam zu lockern, beispielsweise durch leichtes Joggen oder Radfahrtraining auf dem Ergometer. Mit zunehmender Erwärmung wird dann der Bewegungsablauf meistens besser. Sie sollten jedoch zunächst die sportliche Belastung nicht wiederholen, die zum Muskelkater geführt hat! Denn vergessen Sie nicht: Beim Muskelkater handelt es sich um eine Verletzung, die zwar nur leicht ist, doch bei weiterhin starker Belastung durchaus schwerer werden kann.

wie nun die US-Forscher nachgewiesen haben, um 15 bis 25 Prozent schwächer aus, wenn man den Körper mit MSM versorgt hat. »Die Sportler können dadurch wieder schneller und mit weniger Einschränkungen ihrem Training nachgehen«, berichtet Studienleiter Daniel Melcher.

Als Dosis empfehlen sich zur Prävention und Therapie von Muskelkater 3 Gramm MSM pro Tag, was aber prinzipiell die gesamte Trainingsphase über erfolgen sollte.

Muskelzerrungen

Symptome

- Die Zerrung ist zunächst nur als leichtes Ziehen spürbar. Doch schon bald kommt es zu Verkrampfungen, der Muskel »macht zu« und die sportliche Aktivität muss beendet werden.

- Nach einigen Stunden kann es zu einer Verfärbung an der gezerrten Stelle kommen. Ein deutliches Zeichen dafür, dass im Muskel Fasern geschädigt wurden. Bei einer größeren Verletzung ist auch eine Unterbrechung im Muskelverlauf zu spüren, in diesem Fall spricht man von einem Faserriss.

Ursachen

Zerrungen kommen besonders häufig bei Muskeln vor, die über mehrere Gelenke ziehen (wie beispielsweise die Waden-, Oberschenkel- und Oberarmmuskeln). Ermüdung, schlechtes Aufwärmen, sehr kalte (der Muskel kühlt aus) und sehr warme (der Muskel verliert durch Schwitzen Elektrolyte) Umgebungstemperaturen sowie Stress, bestehende Infekte und Muskelkater begünstigen zusätzlich die Entstehung von Zerrungen.

Erste Hilfe: Kältebehandlung

Zunächst gilt es, den verletzten Muskel ausdauernd zu kühlen, um die weitere Blutung und Schwellung einzudämmen. Zur Kühlung verwendet man einen mit kaltem Wasser getränkten Schwamm, der mit einem Kompressenverband am verletzten Muskel fixiert wird. Dauer der Kühlung mindestens 20 Minuten, die Kompresse sollte regelmäßig mit kaltem Wasser getränkt werden. Dem Wasser kann man Alkohol oder Essig zusetzen, um den Verdunstungs- und damit den Kühleffekt zu erhöhen.

Richtig kühlen!

Gerade bei Muskelverletzungen ist man in den letzten Jahren davon abgekommen, mit Eis zu kühlen, weil es nach der damit verbundenen »Schock-Kühlung« zu einer unerwünschten Gegenreaktion kommen kann, nämlich dem Einschießen von Blut in die verletzte Region. Besser sind daher mit (etwa 1 bis 5 °C) kaltem Wasser getränkte Schwämme, die möglichst mit einem Kompressenverband am Muskel fixiert werden. Im weiteren Verlauf wird immer wieder kaltes Wasser (am besten mit etwas Essig oder Alkohol) über den Verband gegossen. Die optimale Wassertemperatur erreicht man übrigens, wenn man in einer Kühlbox 2 Liter kaltes Leitungswasser mit dreißig Eiswürfeln herunterkühlt. In den USA wurde für diese Prozedur der Begriff »Hot Ice« eingeführt.

So hilft MSM

MSM reduziert den oxidativen Stress sowie die Entzündungen und Schmerzen im Anschluss an eine Muskelverletzung. Außerdem versorgt es die Strukturproteine der Muskelfasern mit wichtigem Schwefel, sodass die körpereigenen Reparaturprozesse des Körpers unterstützt werden. Die entsprechenden Effekte sind spürbar und auch wissenschaftlich gut dokumentiert.

Ein Forscherteam der *University of Memphis* verabreichte achtzig gesunden, mäßig sportlichen Männern entweder 1,5 oder 3 Gramm MSM täglich, und zwar 28 Tage vor und 2 Tage nach einer sehr anstrengenden Kraftübung, die mit einem leichten, aber spürbaren Funktionsverlust der Muskelfunktion einherging. Die mit der höheren Dosierung versorgten Männer zeigten in einem anschließenden Muskeltest deutlich weniger Leistungsverluste und in ihrem Blut geringere Homocysteinwerte, was Sportmediziner als deutlichen Hinweis darauf werten, dass geringere Mengen der Aminosäure Methionin abgebaut werden, die für den Aufbau von Muskelfasern benötigt wird. MSM sorgt also dafür, dass genug Bausteine für die Regeneration von geschädigten Muskelfasern verfügbar sind.

Der im März 2016 verstorbene Physiotherapeut und Leichtathletiktrainer Dick Brown arbeitete mit MSM-Vollbädern, um verletzte Sportler wieder schneller ins Training zu bringen. Eine seiner Athletinnen war Marie Decker. Die US-amerikanische Mittelstreckenläuferin hatte immer wieder mit schweren Muskel- und Sehnenverletzungen zu kämpfen, doch mithilfe von Brown und den MSM-Vollbädern gelang es ihr bei Strecken von über 1500 und 3000 Metern dennoch zwei WM-Titel zu gewinnen. Eine weitere von Brown betreute Athletin war die fast blinde Mittel- und Langstreckenläuferin Marla Runyan. Sie erkämpfte sich nicht nur fünf Goldmedaillen bei Paralym-

Die Zubereitung eines MSM-Bads:

Eine Wanne mit rund 150 Litern (entspricht der durchschnittlichen Füllmenge einer deutschen Badewanne) 35 °C warmem Wasser füllen und etwa zwei Kaffeetassen MSM einrühren, am besten mit der flachen Hand. Danach einsteigen und 15 bis 20 Minuten im Wasser aufhalten.

pischen Spielen, sondern auch einen achten Platz über 1500 Meter bei der Olympiade in Sydney und diverse Titel auf internationalen Marathonveranstaltungen.

Ein MSM-Bad fördert nicht nur die Regeneration, es führt auch zu einer wohligen Entspannung, die allerdings nicht mit Müdigkeit zu verwechseln ist. Zwischen dem Bad und der Nachtruhe sollten mindestens 2, besser 3 Stunden Abstand liegen – denn MSM macht munter.

Rückenschmerzen

Symptome

- Chronische oder akute Schmerzen im gesamten Rückenbereich.
- Hexenschuss: Die Schmerzen schießen regelrecht ins Kreuz hinein, blockieren die Lendenwirbelsäule.
- Die Schmerzen können in den Nacken, den Kopf oder in die Beine ausstrahlen.

Ein Volksleiden

Etwa 30 Prozent der Bevölkerung leiden in Deutschland unter Rückenschmerzen. Die daraus entstehenden Kosten für Behandlung und Krankengeld belaufen sich auf fast 20 Milliarden Euro pro Jahr. Wie man sieht, eine echte Volkserkrankung.

Ursachen

Ärzte nennen vor allem als Hauptursache für Rückenschmerzen den »Verschleiß«, wonach sich die Bandscheiben zwischen den Wirbelkörpern im Laufe der Jahre immer weiter abnutzen, bis es am Ende zu Schmerzen kommt. Ein überholtes Bild, denn Befund und Befinden stimmen hier nur selten überein. Die mittels Röntgen, Computertomographie oder Kernspinfotografie »geschossenen« Bilder zeigen nämlich degenerative Wirbelsäulenveränderungen bei über 30 Prozent der Patienten, obwohl diese überhaupt keine Beschwerden hätten. Mit anderen Worten: Der Wirbelsäulenverschleiß mag wohl als alltäglicher und weit verbreiteter Alterungsprozess unleugbar sein, doch zur Erklärung von Rückenschmerzen taugt er nur wenig. Vielmehr scheinen nach neuesten Untersuchungen Rückenbeschwerden vor allem in muskulären Verspannungen begründet sein, und die kommen entweder durch Bewegungsmangel oder aber – bei Sportlern – durch einseitige oder falsch ausgeführte Bewegungsabläufe zustande.

Ein weiterer wichtiger Entstehungsfaktor ist die Psyche. Studien der Universität Halle brachten heraus, dass sich unter Rückenpatienten besonders viele »fröhliche und depressive Durchhalter« befinden. Darunter versteht die medizinische Psychologie Menschen, die Probleme – und auch Schmerzen – gerne verdrängen. Während der »fröhliche Durchhalter« seinen Kummer mit vordergründiger Lockerheit und Glückseligkeit überspielt, neigen die »depressiven

Bloß keine Ruhe!

Bettruhe ist bei Rückenschmerzen, auch bei akuten Vorfällen wie etwa Ischias und Hexenschuss, genau das Falsche. Schonung verlängert vielmehr den Krankheitsverlauf. Besser ist es, so weit wie möglich aktiv zu bleiben, um die natürlichen Heilungsprozesse an der Wirbelsäule zu unterstützen. Eine finnische Studie dokumentiert, dass langfristig diejenigen Rückenpatienten den besten Krankheitsverlauf zeigen, die trotz der Schmerzen ihren gewohnten Alltagsgeschäften nachgehen. Am schlechtesten ging es in dieser Untersuchung jenen Patienten, denen völlige Schonung und Bettruhe verordnet wurde.

Durchhalter« zu Fatalismus, nach dem Motto: Was soll man schon machen, dagegen kann man ohnehin nichts ausrichten.

So hilft MSM

MSM lindert die Entzündung rund um die Bandscheiben und kann dadurch Druck vom Nervenstrang und den Muskeln im Rücken nehmen. Außerdem hemmt es Muskelverspannungen und die Übertragung von Schmerzsignalen in den afferenten Nervenfasern. Die Chancen scheinen umso größer zu sein, je mehr MSM im Anfangsstadium zum Einsatz kommt. Bei chronifizierten Rückenschmerzen kann es in der Regel nicht mehr sonderlich helfen, weil sich das Schmerzproblem dann ins Schmerzgedächtnis des Gehirns verlagert hat.

Als Dosierung werden 1,5 bis 2 Gramm täglich empfohlen, am besten verteilt auf zwei Einheiten morgens und abends.

Spannungskopfschmerzen

Symptome

- Der Spannungskopfschmerz zeigt sich durch ziehende oder drückende Schmerzen, die im Unterschied zur Migräne beide Seiten des Kopfes befallen und von vielen Patienten mit einem Schraubstock verglichen werden, der um ihren Kopf angelegt wurde.
- Von der Intensität her handelt es sich um leichte bis mittelschwere Schmerzen, die sich bei körperlicher Aktivität nicht verstärken. Die einzelne Kopfschmerzattacke hat eine Dauer von 30 Minuten bis zu 7 Tagen.

Ursachen

Spannungskopfschmerzen rühren von Muskelverspannungen im Kopf- und Nackenbereich her. Die entstehen meistens durch Stress, aber auch durch Kältereize (infolge von Durchzug oder schlecht arbeitende zu kalt geregelte Klimaanlagen), grelles Licht (durch Schweißarbeiten oder Arbeiten im Fotostudio), Flimmerlicht (durch schlecht eingestellte Computerbildschirme oder flackernde Neonröhren) und durchdringenden Lärm (durch wenig schallgedämmte Großraumbüros oder laute Maschinen).

Nicht zu vergessen das Erbgut: Verwandte ersten Grades von Patienten mit chronischen Spannungskopfschmerzen haben gegenüber der Vergleichspersonen ein erhöhtes Risiko, ebenfalls daran zu

Haltungskorrekturen gegen den Schmerz

Neben Entspannungsübungen sollten im Arbeitsalltag Haltungskorrekturen vorgenommen werden, um die Muskeln im Nacken- und Kopfbereich vor einseitigen Belastungen zu schützen. So sollte man während körperlich monotoner Arbeiten häufiger eine Pause einfügen, und wenn aufgrund übermäßiger Konzentration die Pause immer wieder vergessen wird, einen Zeitgeber einsetzen, der nach einer festgestellten Zeit – beispielsweise nach einer Stunde – ein Signal gibt. Darüber hinaus empfiehlt sich – auch wenn er teuer ist und nicht vom Arbeitgeber bezahlt wird – die Anschaffung eines Stuhles mit dynamischer Rückenlehne, und bei Arbeiten über dem Kopf die Benutzung einer Leiter oder eines Hockers. Bei notwendigen Drehbewegungen ist es besser, sich mit dem ganzen Körper zu drehen, abrupte Bewegungen des Kopfes sind zu vermeiden.

Automatische Ausgleichsreaktionen des Körpers wie etwa Gähnen, Zukneifen der Augen, Stirnrunzeln sowie Streck- und Reckbewegungen des Körpers sollten nicht aufgrund falsch verstandener Disziplin unterdrückt, sondern bewusst zugelassen werden. Wer schließlich beruflich häufiger anderen Menschen gegenübersitzen muss, kann mit dem richtigen »Gesprächswinkel« wirksame Kopfschmerzprophylaxe betreiben. Der Besucher wird hierzu nicht frontal gegenüber platziert, sondern im 90-Grad-Winkel am Schreibtischrand. Dadurch wird die mimische Muskulatur entlastet, und die Halsmuskulatur bekommt durch abwechselnde Rotationsbewegungen die Chance, sich zu entspannen.

erkranken. Bei Kindern betroffener Eltern ist die Erkrankungsquote um das 3,5-Fache und bei Geschwistern von Patienten um das 2,1-Fache erhöht.

So hilft MSM

Bei Migräne sind die therapeutischen Chancen für MSM eher niedrig, da diese Erkrankung wesentlich durch eine reflexartige Regulationsstörung im Blutfluss des Gehirns ausgelöst wird, die sich durch das Mittel nicht beeinflussen lässt. Einen Versuch ist es trotzdem wert, da MSM bekanntlich die Schmerzübertragung in den Nervenbahnen eindämmt. Dazu täglich zweimal jeweils 1 Gramm der Schwefelverbindung zu den Mahlzeiten einnehmen.

Bei Spannungskopfschmerzen sind seine Erfolgsaussichten jedoch deutlich höher. Denn MSM wirkt entspannend auf verkrampfte Muskeln, die ja beim Spannungskopfschmerz von zentraler Bedeutung sind. Zudem hemmt es die Weiterleitung der Schmerzsignale in den afferenten Nervenfasern.

Man darf MSM jedoch nicht mit herkömmlichen Schmerzmitteln vergleichen, seine Wirkung tritt erst nach einigen Wochen ein. Einen spontanen Effekt darf man nicht erwarten.

Es empfiehlt sich die Einnahme von zwei Tagesdosen von 1 bis 1,5 Gramm pro Tag. Zusätzlich kann es helfen, ein- bis zweimal täglich ein MSM-Gel auf der Stirn zu verteilen. Dabei nicht einmassieren, denn dies könnte die Irritationen in den Kopfmuskeln verstärken! MSM wird auch ohne diese massive Anwendung gut von der Haut aufgenommen.

Verbrennungen

Symptome

- Je nach Schweregrad der Verbrennung mehr oder weniger heftige Wunden mit starken Schmerzen.
- Bei Verbrennungen 1. Grades ist die Haut gerötet und schmerzt. Nehmen wir als Beispiel einen gewöhnlichen Sonnenbrand.
- Verbrennungen 2. Grades gehen mit Brandblasen einher. Hier gilt: Bloß nicht öffnen. Es drohen Infektionen. Bei Grad 2a ist nur die Hautoberfläche geschädigt. Das Erkennungsmerkmal ist der rote Blasengrund, die betroffenen Hautbereiche tun bei Berührung weh. Wenn das betroffene Areal größer als eine Handfläche ist, sollte ein Arzt hinzugezogen werden. Dies ist bei Brandwunden

Typensache!

Die Menschen reagieren auf Sonnenstrahlen sehr unterschiedlich:

Typ I – weiche und blasse Haut, rötliche Haare – darf lediglich für 5 bis 10 Minuten ungeschützt in der Sonne bleiben, danach bekommt er einen Sonnenbrand.

Typ II – helle Haut, blonde bzw. braune Haare – hat eine Eigenschutzzeit von 10 bis 20 Minuten.

Typ III – hellbraune Haut, blonde bzw. braune Haare – hat eine Eigenschutzzeit von 20 bis 30 Minuten.

Typ IV – hellbraune (»wettergegerbte«) bis olivenfarbene Hautfarbe, dunkle Haare – darf immerhin 30 bis 45 Minuten ungeschützt in der Sonne bleiben.

Blasen nicht aufstechen!

Die bei Verbrennungen 2. Grades entstehenden Blasen sind so etwas wie ein »Löschkissen« für die geschädigte und gereizte Haut. Sie sollten nicht geöffnet werden. Warten Sie, bis sie von selbst austrocknen!

vom Grad 2b in jedem Fall angezeigt, weil hier nicht nur die Hautoberfläche, sondern auch darunterliegende Schichten verletzt sind, was sich durch eine weißliche Verfärbung des Blasengrundes zeigt.

- Brandwunden 3. und 4. Grades sollten immer ärztlich – und dies so schnell wie möglich! – behandelt werden. Der 3. Grad zeigt sich an weißen Hautstückchen, die sich ablösen; die verletzten Hautregionen sind schmerzfrei, weil sie bereits abgestorben sind. Bei Verbrennungen 4. Grades hinterlässt die Hitzeeinwirkung verkohlte Haut und tiefreichende Gewebeschädigungen.

Ursachen

Verbrennungen durch heiße Gegenstände, Verbrühungen durch heißes Fett oder Kochwasser sowie heiße Dämpfe (z. B. aus Bügeleisen), und natürlich eine übermäßige Sonnenbestrahlung. Denn das Sonnenlicht enthält zwei Typen ultravioletter Strahlung: UV-A und UV-B. UV-A gilt als Hautbräuner, während UV-B recht schnell zu Hautirritationen führt. Darüber hinaus produziert die Sonne mit ihren Infrarotstrahlen eine Hitze, die der Haut Feuchtigkeit entzieht und dadurch anfälliger für Entzündungen macht. Sonnenmilch bieten gegen all diese schädlichen Prozesse keinen hundertprozentigen Schutz, sie kann das Hautkrebsrisiko sogar erhöhen. Eine Studie der *University of California* konnte nachweisen, dass die auch in Deutschland für Sonnenmilch zugelassenen UV-Filter Octylmethoxycinnamat, Benzophenon-3 und Octocrylen relativ schnell in tiefere Hautschichten eindringen, so dass die oberen Schichten ihren Sonnenschutz verlieren. Zudem verwandeln sich die UV-Filter in den Tiefen des Gewebes zu Produzenten hochreaktiver Sauerstoffverbindungen, sie produzieren also am Ende genau das, wovor sie eigentlich im Bombardement der UV-Strahlen schützen sollten.

So hilft MSM

Die heftigen Entzündungen, die bei einer Verbrennung entstehen, können durch MSM wirksam gelindert werden. Die Schwefelverbindung hilft zudem im späteren Heilungsverlauf beim Wiederaufbau von Hautgewebe.

Als Dosis empfehlen sich 3 Gramm täglich, verteilt auf zwei Portionen. Zusätzlich sollte außerdem eine MSM-Lotion aufgetragen werden.

Literatur

- Amirshahrokhi, Keyvan / Khalili, Ali-Reza: »Methylsulfonylmethane is effective against gastric mucosal injury«, *European Journal of Pharmacology*, 2017, 811.
- Butawan, Matthew / Rodney L., Benjamin / Richard J., Bloomer: »Methylsulfonylmethane: Applications and Safety of a Novel Dietary Supplement«, *Nutrients*, 2017, 290 (9).
- Carls, Jörg: »MSM – Einsatz in der Komplementärmedizin«, *https://de.scribd.com/document/257994190/DMSO-Und-MSM-Einsatz-in-Der-Komplementarmedizin* (abgerufen am 14.12.2017).
- Jacob, Stanley / Lawrence, Ronald / Zucker, Martin: *The Miracle of MSM*, Berkley Books, New York 1999.
- Jacob, Stanley / Appleton, Jeremy: *MSM the Definitive Guide: The Nutritional Breakthrough for Arthritis, Allergies and More,* Freedom Press, London 2015.
- Lang, Ursula: »Pech, Schwefel und Ichthyol gegen Kahlheit und Grind«, *Pharmakon*, 2014, 2 (3).
- Lubis, Andri M.T. / Siagian, Carles u. a.: »Comparison of Glucosamine-Chondroitin Sulfate with and without Methylsulfonylmethane in Grade I-II Knee Osteoarthritis: A Double Blind Randomized Controlled Trial«, *Acta Medica Indonesiana*, 2017, 49 (2).
- Sousa-Lima, Inês u. a.: »Methylsulfonylmethane (MSM), an organosulfur compound, is effective against obesity-induced metabolic disorders in mice«, *Metabolism*, 2016, 65 (10).
- Withee, Eric D. u. a.: »Effects of Methylsulfonylmethane (MSM) on exercise-induced oxidative stress, muscle damage, and pain following a half-marathon: a double-blind, randomized, placebo-controlled trial«, *International Society of Sports Nutrition*, 2017, 24 (14).
- Zittlau, Jörg / Kriegisch, Norbert / Heinke, Dagmar: *Die besten Hausmittel von A bis Z*, Südwest, München 2012.

Register

Zum Autor

Dr. Jörg Conradi ist Biologe und stöbert schon seit etwa 20 Jahren in den Schätzen der Volksmedizin. Ein Schwerpunkt liegt dabei auf den Heilslehren des Orients. Dr. Conradi ist Verfasser zahlreicher Pflanzenbiographien und Hausmittelbücher, die teilweise in mehrere Sprachen übersetzt wurden.